骨盤決定
怎麼吃最苗條

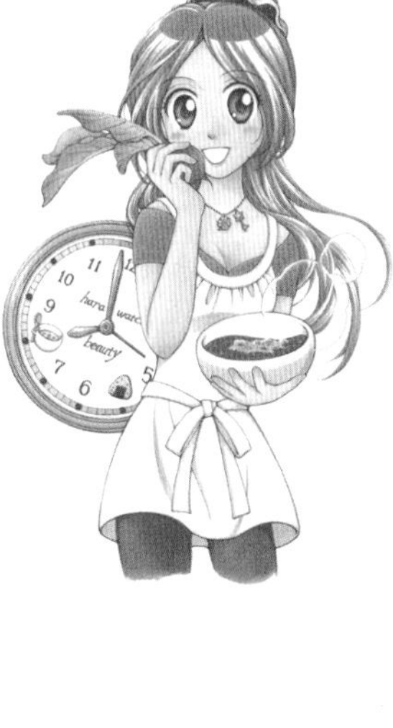

我怎麼會這麼胖呢？

肥胖的人，並不是吃很多食物造成的。也有只是喝水就會胖的人。也有為了減肥控制飲食，喝很多水而引起反效果的人……。例如，很

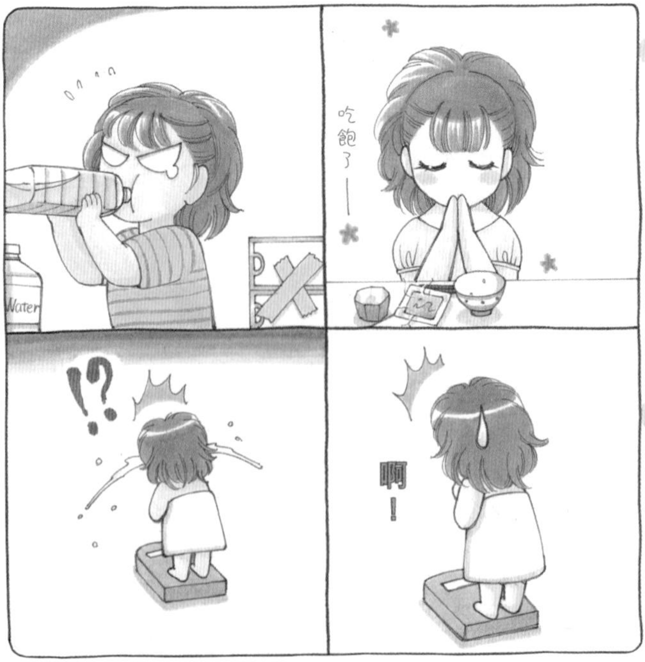

怕熱，兩腳卻冰冷，性格也急躁不穩。這樣的妳是「骨盤敞開型」的人。不經意的動作，因為一再重複而變成生活習慣，因此逐漸演變成身體肥胖原因的情形頗多。

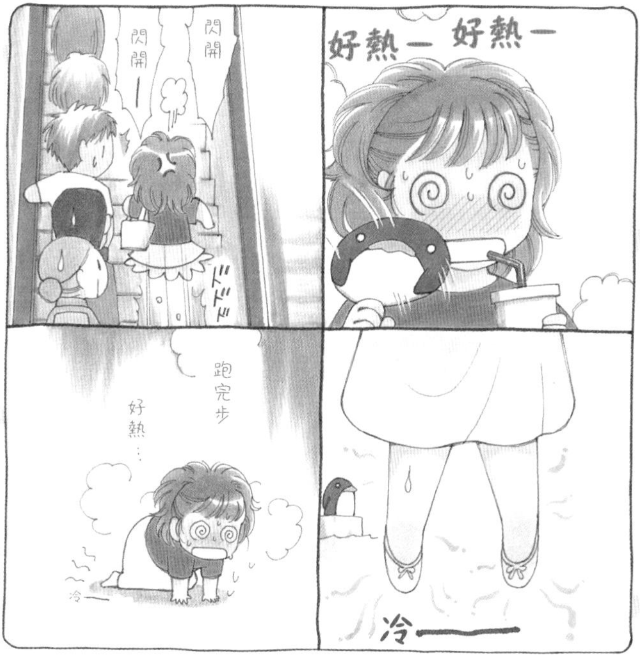

就算有易胖體質，但只要了解這些也可以維持身材！

其實是急性子的「骨盤敞開型」的人。有效率地在短時間內使身體暖和！

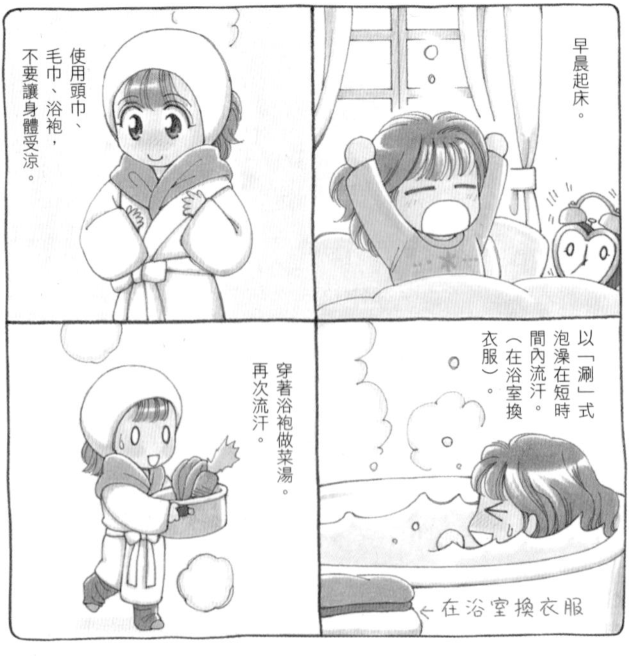
早晨起床。
以「涮」式泡澡在短時間內流汗。（在浴室換衣服）。
←在浴室換衣服
使用頭巾、毛巾、浴袍，不要讓身體受涼。
穿著浴袍做菜湯。再次流汗。

注意 ● 所謂「涮」式的泡澡方法，在P123介紹。

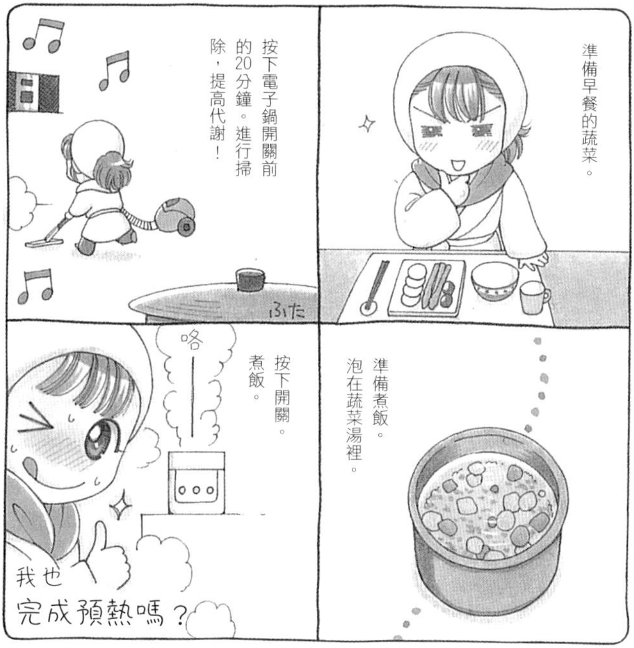
準備早餐的蔬菜。
按下電子鍋開關前的20分鐘。進行掃除，提高代謝！
ふた
準備煮飯。泡在蔬菜湯裡。
按下開關。煮飯。
咯
我也完成預熱嗎？

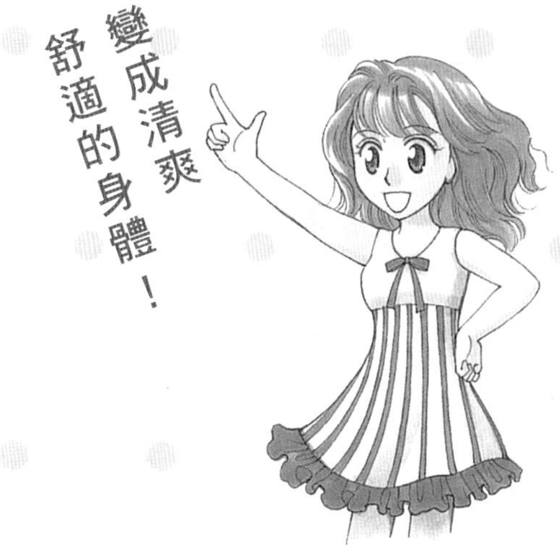
變成清爽舒適的身體！

骨盤類型，
可大致分為
以下的3種類型。

1

骨盤敞開型的人

↓

容易肥胖

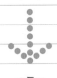

2

骨盤閉合型的人

↓

容易削瘦

3

骨盤中性的人

↓

理想的身材

首先，記住這些類型！

骨盤類型的判斷在P20～P27。

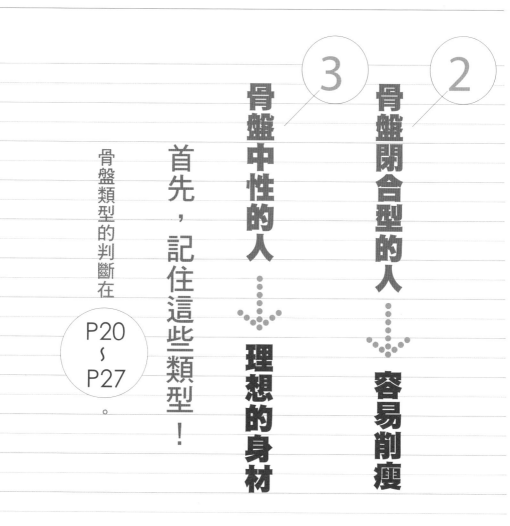

第1章 清爽舒適塑身和骨盤類型的關係

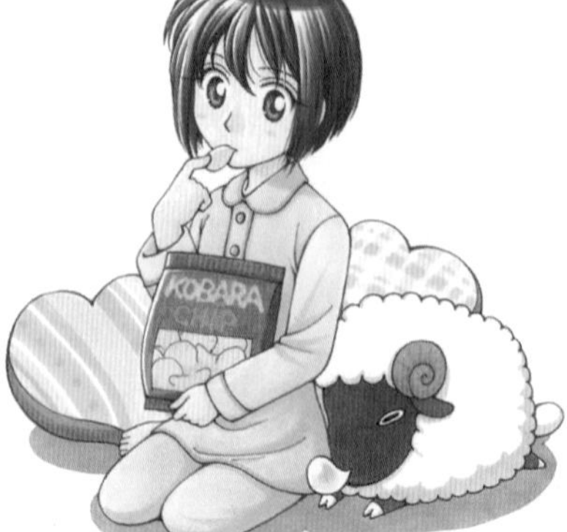

第2章

從飲食法看骨盤類型

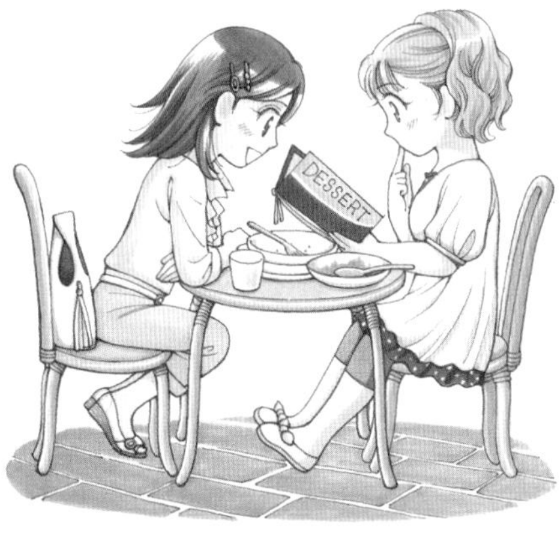

第 3 章

骨盤清爽舒適塑身和簡單輕鬆的食譜 57

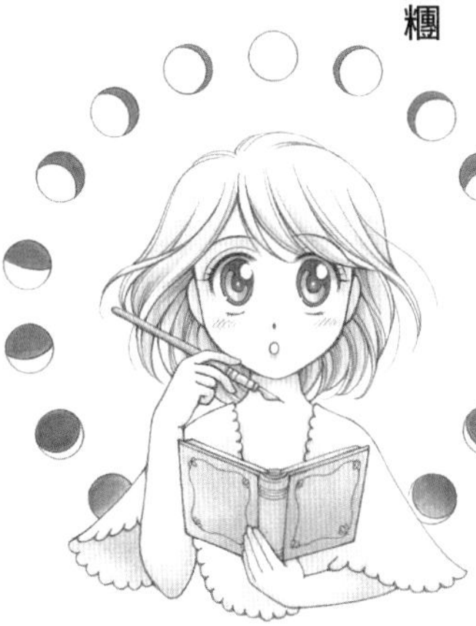

第4章

配合生理週期的終極美食生活！

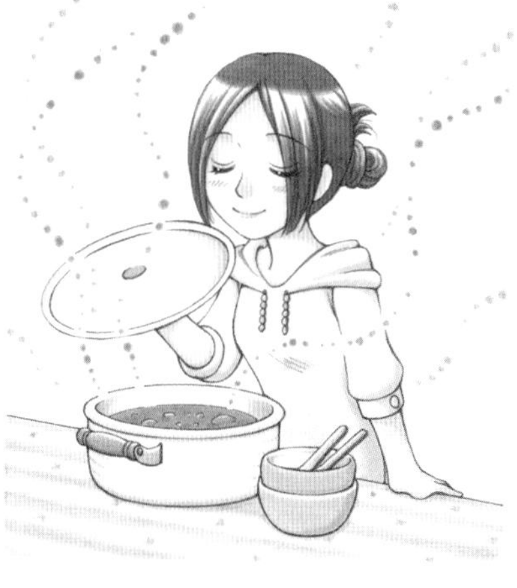

第5章 早晨的骨盤習慣和夜晚的骨盤習慣 115

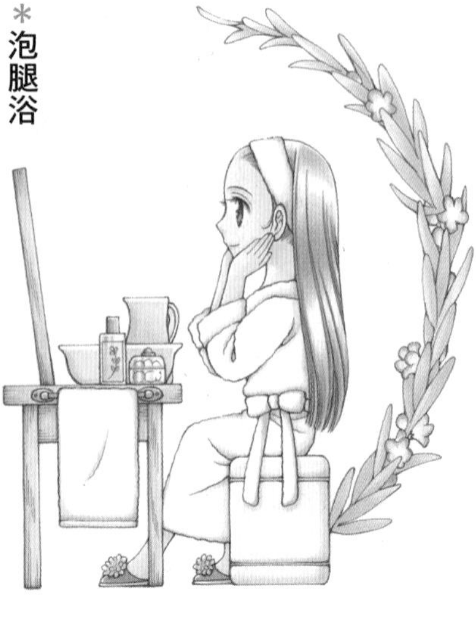

第 1 章

清爽舒適塑身和骨盤類型的關係

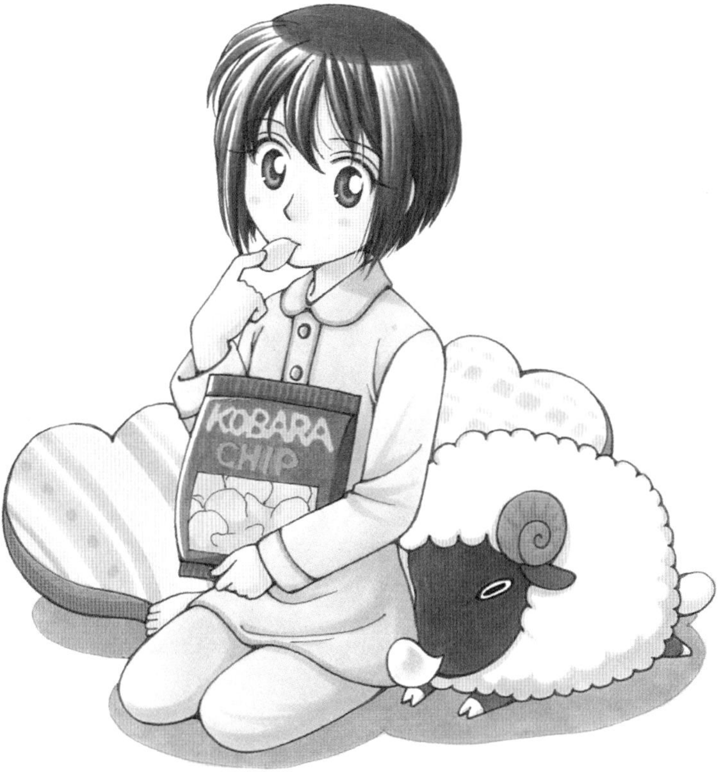

何謂骨盤清爽舒適塑身呢？

擬定生活習慣的日程表！

所謂骨盤清爽舒適塑身，是指依骨盤類型有效控制進餐的時間或飲食內容的作法。以前，我是向人推薦所謂的「日沒減肥」法。這是指太陽下山後完全不攝取碳水化合物的作法。如果要吃，就在傍晚吃飯糰。這種方法不只是簡單，而且有出乎意料的效果。在這之後介紹的骨盤清爽舒適塑身，就是像這樣控制進餐時間的減肥升級版。

本書，是依據骨盤類別，對進餐時間、飲食的內容、進餐或睡眠的前後提出相當有效的建言。擬定生活習慣的日程表、對飲食法下工夫，對於利用骨盤來瘦身而言，是很重要的事。為此，活用簡單的食譜，有時製作可隨身攜帶的便當，以便控制進餐的時機。

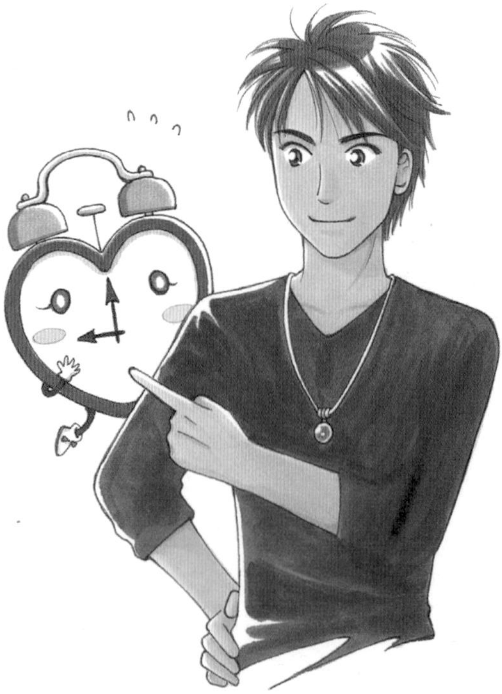

骨盤清爽舒適塑身的重點①

活用骨盤週期的塑身！

骨盤是以月經和排卵為軸，花費約2週的時間在活動。全身的骨骼與此連動而活動，使整個身體放鬆緊縮。因此，配合其週期擬定日程表進行塑身時，只要附出一點點努力就可以變瘦了。反過來思考，在不容易減肥的時期想塑身時，即使再努力也很難瘦下來。

能夠知道自己「會瘦的時期」和「不會瘦的時期」，那麼，吃甚麼食物都沒有問題。不用減少飲食，能夠邊檢查身體狀況邊快樂減肥！

骨盤類型，可大致分為以下3個種類。

骨盤敞開型的人 → 容易肥胖

骨盤閉合型的人 → 容易削瘦

骨盤中性的人 → 理想的身材

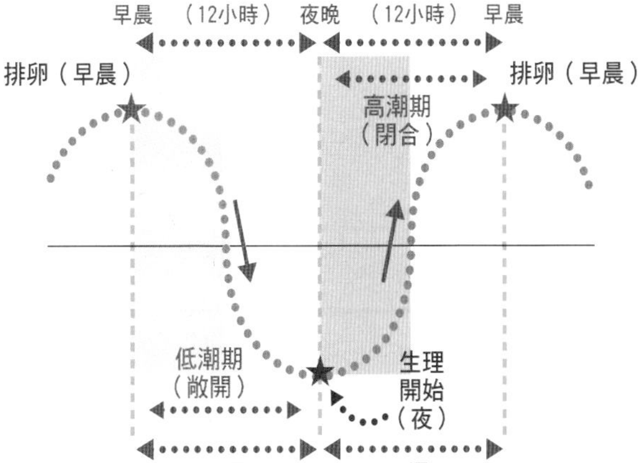
早晨
（12小時）
夜晚
（12小時）
早晨
排卵（早晨）
排卵（早晨）
高潮期
（閉合）
低潮期
（敞開）
生理
開始
（夜）
2週
2週

★敞開型的人可能會瘦的時期→

生理期開始，身體進入高潮期，骨盤呈閉合狀態的這段時間。
反之，骨盤變成敞開時期時，
就容易長贅肉了。

★閉合型的人體質可以變好的時期→

生理期結束，身體進入低潮期，骨盤呈敞開狀態的這段時間。
反之，骨盤變成閉合時期時，
有可能引起食慾不振或厭食症的情形。

骨盤清爽舒適塑身的重點②

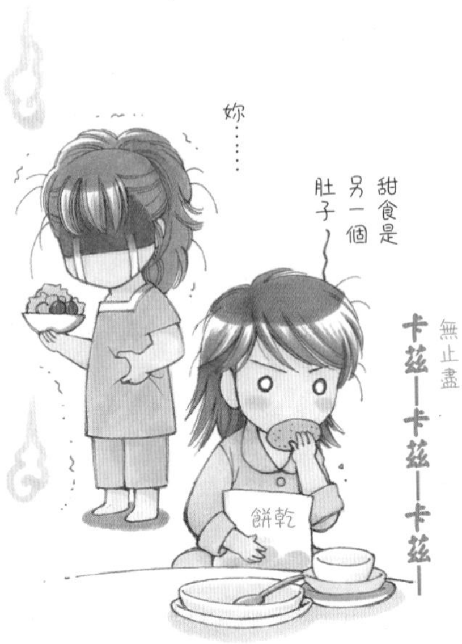

甜食是另一個肚子～
妳……
那種肚子在哪裡有賣…!?
無止盡
卡茲—卡茲—卡茲—
餅乾

依骨盤類型的進餐時機！

「我吃的並不多，為什麼還是會胖呢？」「我是吃得再多，也毫無活力～」是否有這樣感受的人呢？

雖然很注意熱量，但等到察覺時，身體已經堆積不少的脂肪，而變得圓滾滾的。此種人是屬於所吃的食物在體內不容易燃燒的體質。就像是在火爐裡加了很多的木柴，卻沒有起火燃燒，身體處於不完全燃燒的狀態，敞開型的人。這些人，首先要減算。敞開型的人，在進餐之前先沐浴或做骨盤體操，使身體暖和再進食會比較好。

反之，怎麼吃都不會胖，感覺似乎常常在吃……的人，是睡眠期間身體熱度升高的高燃燒型。很快就消耗完熱量的，這一種是閉合型的人。這類型的人，在感到肚子餓之前，就先吃一點飯糰或菜湯，及早補給少量的營養較理想。

來吧，邊閱讀本書，邊了解自己的骨盤類型，以及飲食的攝取法和攝取時機，使圓潤的人變成修長的身材；使削瘦的人擁有活力與健康！（骨盤屬於「敞開型」或是「閉合型」的診斷請參照 P20 ～ 27）

骨盤清爽舒適塑身的重點③

身體暖和再進食！

減肥時，採取減少飲食量的方法，但之後又因為很想吃，導致瘦不下來……這是常有的事。這樣是毫無意義的。設法在生理上塑造不想再吃的狀況。

●1●進餐之前跑一下

身體健康能夠運動的人，再進餐前可以做點運動，比如跑到附近的便利商店買點東西。如此一來，心跳數、脈搏數、呼吸數就會上升，開始進餐時，身體的機能也變成開始活動的狀態。腦部認知到血糖值上升的速度變快，在吃多量之前就已經有飽足感，而能夠吃得適量！

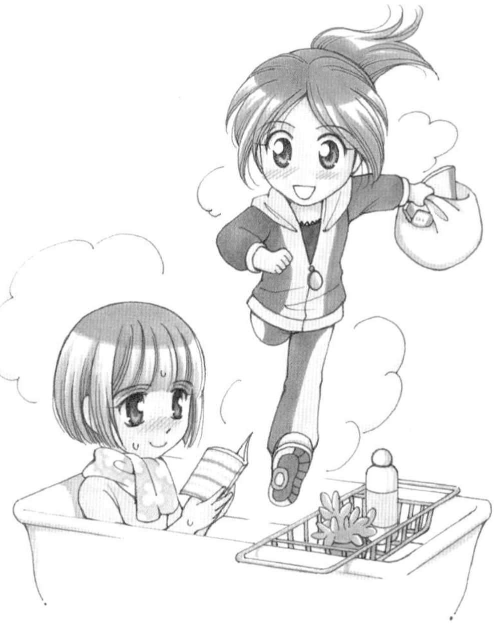

●2●進餐之前泡澡！

為了提升溫熱身體的機能，進餐之前泡半身浴或泡涮式澡（參照 P119 ～ 123）。泡澡可促進基礎代謝，提高心跳數、脈搏數、呼吸數，30 ～ 40 分鐘後，腦部就認知到腹部已經飽足。因為是在引擎溫熱時開始進食，所以一開始還在喝味噌湯或菜湯時，額頭已經在冒汗，感覺身體熱起來了。

診斷骨盤類型

診斷妳的骨盤

妳的骨盤是於哪種傾向呢？診斷骨盤和腳的可動性。

骨盤能否順利活動呢？髖關節是否柔軟呢？位於骨盤下面的「腳」能否順利活動呢？查看這些就可以了解自己的骨盤是屬於哪種類型。

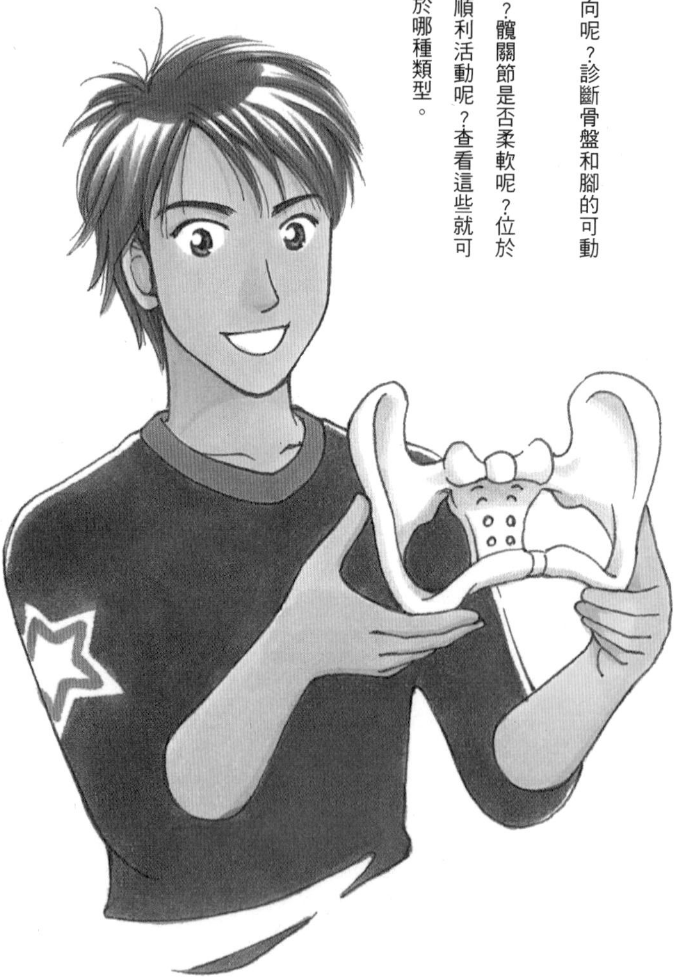

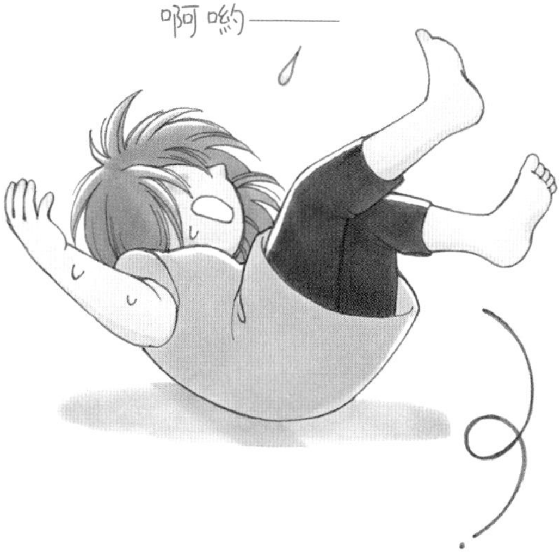

從 P22 A和B的診斷，確認「張開膝蓋的開腳」和「靠攏膝蓋的閉腳」哪一種姿勢較輕鬆呢？任何一方都輕鬆的人，是屬於中性的人。中性的人是理想的身體。

任何一方都不輕鬆的人，骨盤僵硬。這種人要進行敞開型、閉合型兩方的體操，才能清除身體的鏽垢。

診斷類型時，須留意保持平衡，不要跌倒。

妳是敞開型的人？還是閉合型的人？

骨盤類型診斷 A

邊張開膝蓋，邊彎曲讓臀部靠近地板。注意不要勉強，避免跌倒。

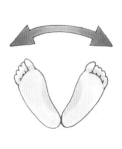

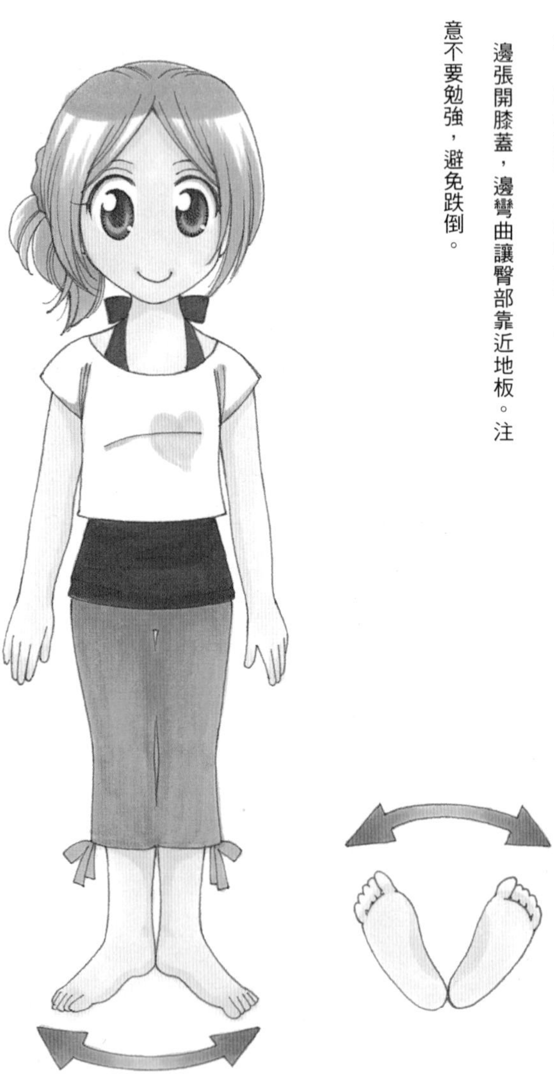

●張開膝蓋的開腳、胯骨敞開●

①兩腳打開與肩同寬站立，
腳形成反「八」字形，
將膝蓋邊張開邊彎曲。

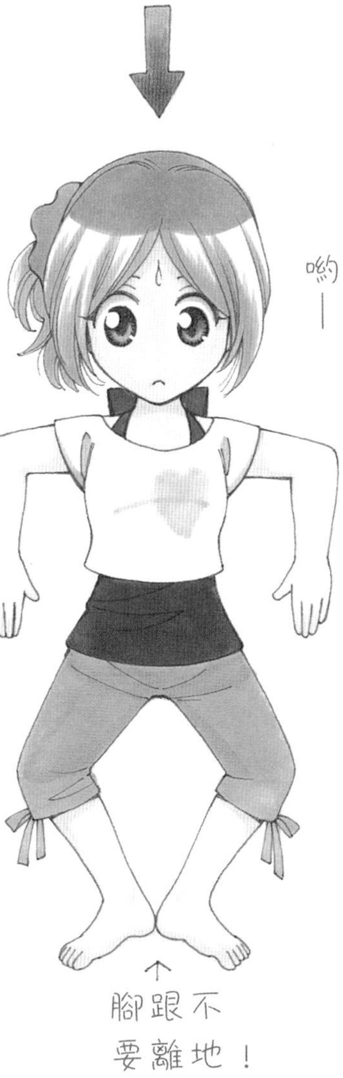

②注意腳跟不要離地，
兩邊手肘抬高到肩膀的高度。
手肘以下和身體平行，
放鬆肩膀力量。

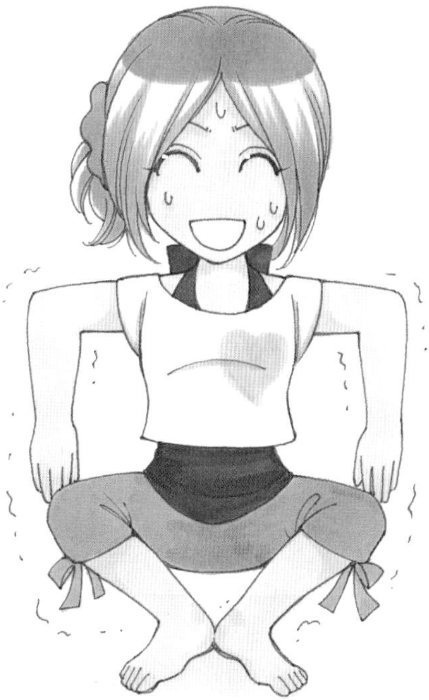

③以②的狀態彎曲膝蓋，
一直彎曲到臀部快靠到地板，
蹲下就結束。

→請看 P26、27 的診斷結果。

骨盤類型診斷 B

將腳的拇趾和膝蓋靠攏後，慢慢彎曲到臀部快接近地板時。注意不要勉強，小心別跌倒囉！

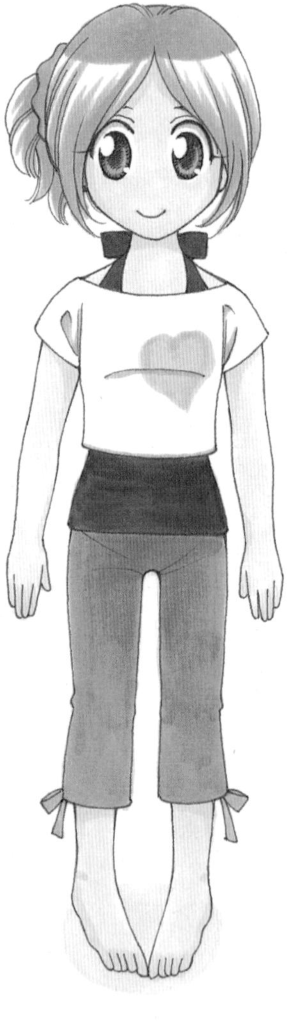

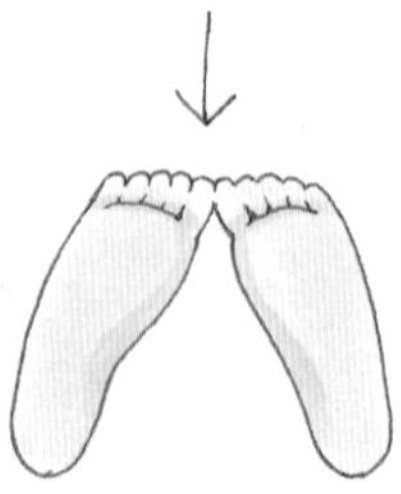

●靠攏膝蓋的閉腳、胯骨閉合●

①兩腳打開與肩同寬站立，
腳形成「八」字形，
兩拇趾靠攏站立，注意不要變形，
將膝蓋邊靠攏邊彎曲。

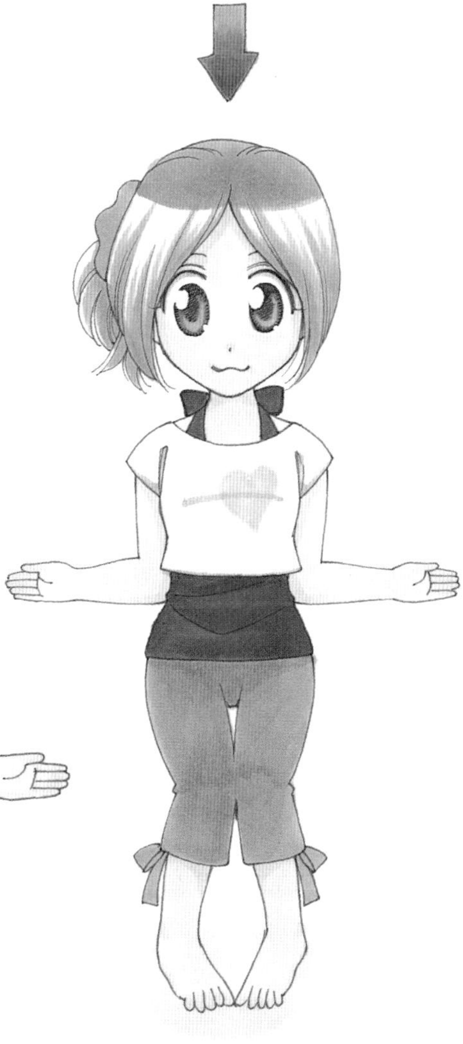

②注意腳跟不要離地，
兩手肘用力貼緊身體。
手肘以下和身體垂直，
放鬆肩膀力量。

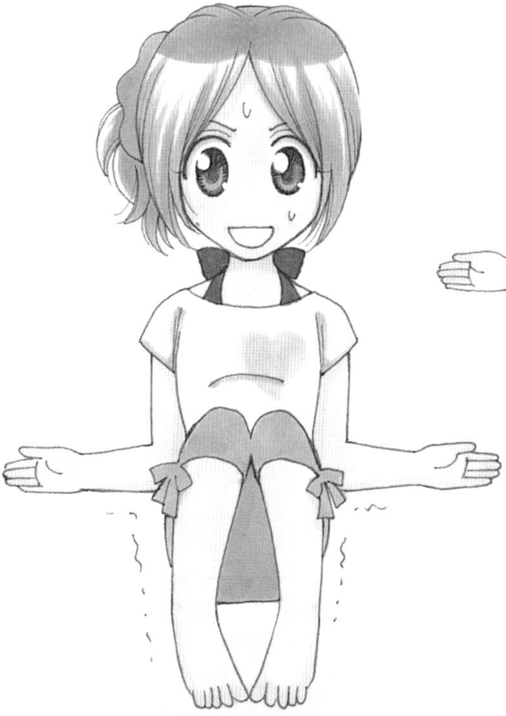

③以②的狀態彎曲膝蓋，
一直彎曲到臀部快靠到地板，
蹲下就結束。

→請看 P26、27 的診斷結果。

了解自己骨盤的類型

哪一種比較輕鬆呢？

「張開膝蓋的開腳」和「靠攏膝蓋的閉腳」，哪一種比較容易做到呢？

不容易做到的那一方，是因為平常這一側的髖關節沒有活動，才會變僵硬，結果就變成這個樣子了。變僵硬的部位容易長肉，須注意！

了解自己骨盤的類型後，進行骨盤體操，讓骨盤清爽舒適塑身時，就會體會到身體起變化！

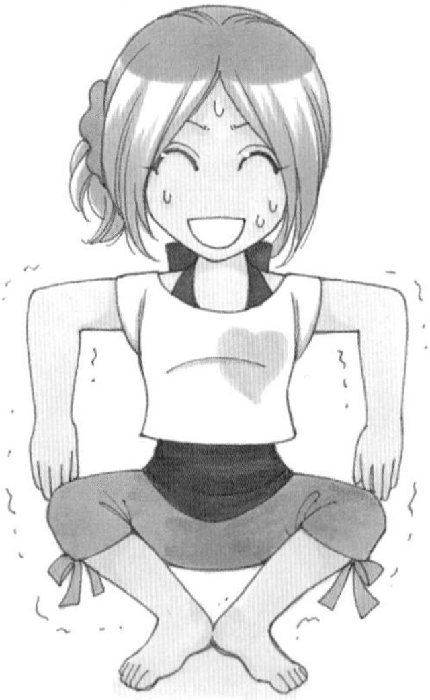

●張開膝蓋開腳較輕鬆的『敞開型骨盤』●

善於向外側敞開的是「敞開型骨盤」。張開膝蓋狀態時，就像相撲力士開腳蹲下，以腿到腳的外側支撐體重的類型。

敞開型的人，骨盤呈敞開下垂，因此臀部平面寬大，內收肌和腹肌因偷懶而變弱，使腹部突出為特徵。以排泄不順暢、虛寒症的人居多。上半身纖細，但下半身圓胖型，坐在椅子上時，膝蓋會張開的人也多。不要一不小心就變成「腹部週圍長很多肉」的情形！

→閉合骨盤體操＆輕鬆食譜　P60～

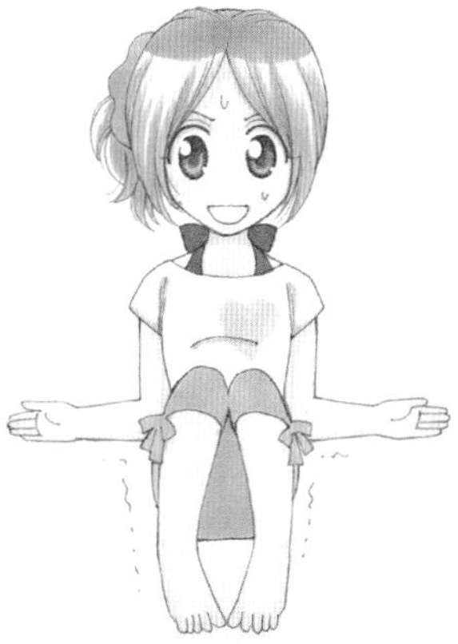

●靠攏膝蓋閉腳較輕鬆的『閉合型骨盤』●

擅於向內側閉合活動的是「閉合型骨盤」。即使在睡覺，兩腳也會直挺挺的，無法放鬆力量。兩腳修長，大腿內側不太長肉，為X型腳的類型。

排泄順暢，但所吃的食物卻未轉換成營養，有馬上排泄出來的傾向。臀部緊實上翹很不錯，但是，睡眠中基礎代謝過度，體溫上升以致大量出汗，一晚大約減少500～600g 體重，有不容易熟睡的情形。此外，經常翻來覆去無法安眠，從早晨起床起就顯得焦躁不安，須多加注意。進行骨盤閉合體操，即使在短時間也能悠哉熟睡！

→敞開骨盤體操＆輕鬆食譜　P74～

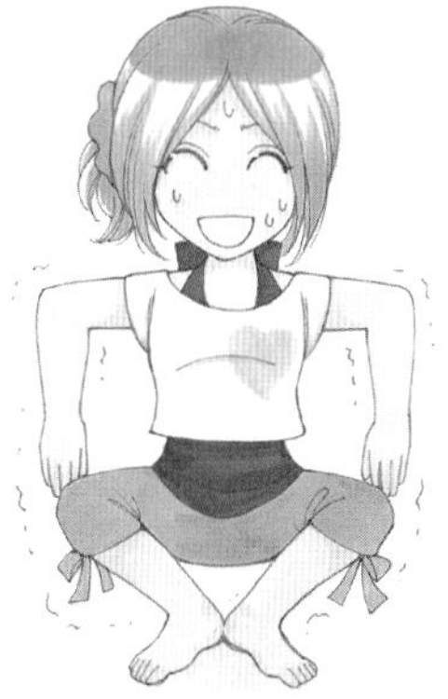

●膝蓋張開的開腳、膝蓋靠攏的閉腳，二者都順利的『中性骨盤』●

二者的活動都順利的人，是「中性骨盤」。這種骨盤是理想的！

髖關節柔軟活動，全身的活動也圓滑，兩腳也很纖細，而讓全身顯得苗條有致。身體能夠順暢活動，心情也會變得舒適無礙，不容易疲勞，想法也會變得和孩子一樣有彈性。可是，因某種理由使身體無法活動時，身心會馬上變得僵硬。請不要忘了每日努力實行！

→閉合骨盤體操＆輕鬆食譜　P60～
敞開骨盤體操＆輕鬆食譜　P74～

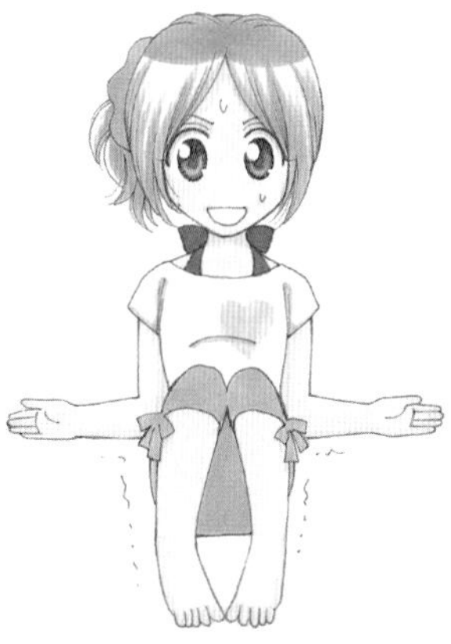

了解骨盤的構造

骨盤能順暢活動的為理想型

骨盤是位於身體正中心的重要骨骼。此重要的骨骼一旦失去平衡，或變硬、鬆弛、歪斜等，身體就會出現異常。

女性朋友們，因為生理痛、皮膚粗糙、臉或腳的浮腫，以及各種身體不適……等症狀，因此更容易瞭解骨盤的重要性。另外，骨盤下垂時，內臟就下降，以致會有腹部突出，大腿鬆軟的情形。

因此，骨盤經常處在正確位置，能夠順暢活動的才是理想型！

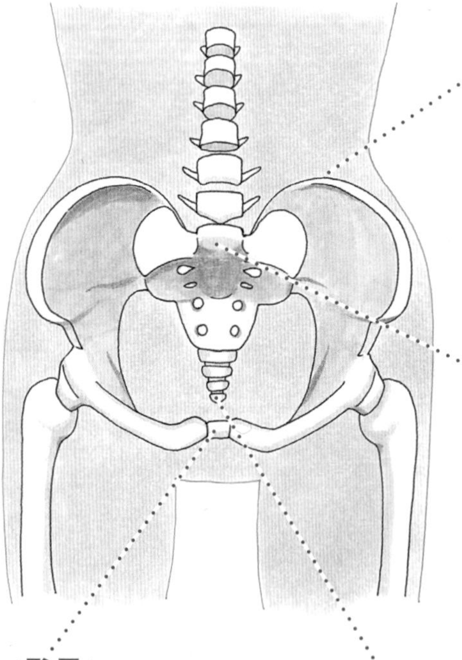

<髂骨>

（保護大腸、小腸及骨盤內的器官）

形成臀部立體感的左右骨骼。如大象耳朵般的形狀。

<骶骨>

（仙人苦行的中心）

位於髂骨背部側統合部的骨骼。和髂骨以所謂「滑面關節」面對面連接。連接部分的滑動部位，是決定骨盤柔軟度的重要因素。

<恥骨>

（位於生殖器上緣部位的恥丘）

髂骨的前連合部。

<尾骨>

（尾巴的遺跡）

位於骶骨先端的骨骼。是人的尾巴。

骨盤敞開時和閉合時有什麼樣的差異呢？

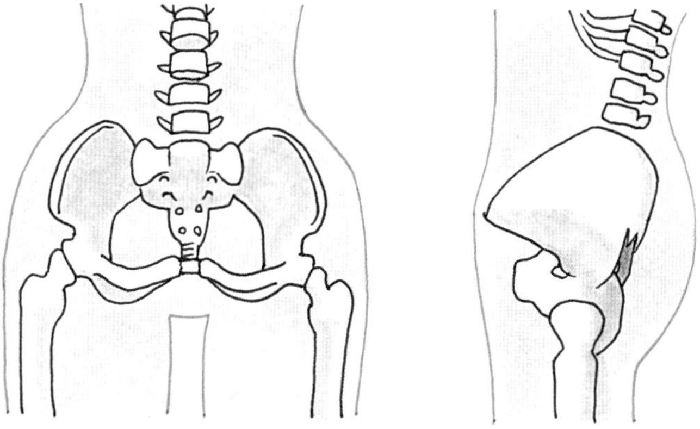

正面　　側面

骨盤敞開的狀態

髂骨下垂，恥骨聯合向前突出。變成像接棒球的高飛球時兩手的狀態，骨盤內的空間擴大。因此，位於其中的內臟會感到很舒適。

脊骨的彎曲角度較緩和，臀部扁平。這是眼瞼下垂，無法克服睡魔時的骨盤狀態。

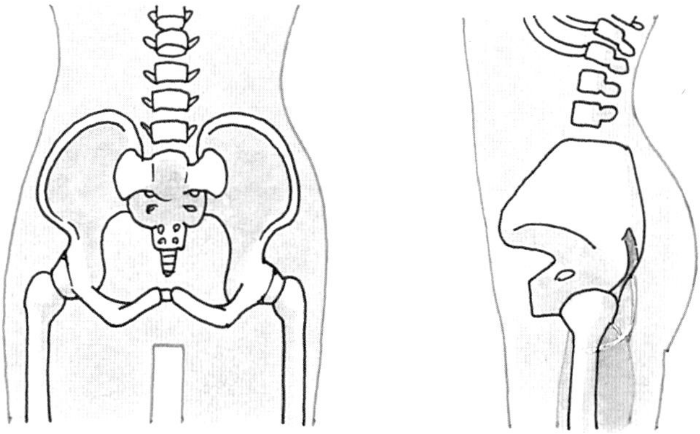

正面　　側面

骨盤閉合的狀態

髂骨在背部側上升，致使骨盤內空間變窄。脊骨呈漂亮的 S 字彎曲，骶骨的突出部分突出。

骨盤閉合時髂骨就抵到床，以致無法安眠，自然就醒來。夜裡，在擴大的大腸或膀胱所累積的排泄物，因骨盤內空間變窄而被推出。

所謂高潮期和低潮期的骨盤節奏

骨盤的節奏是28日週期

人的身體，就像月亮一樣以28日週期發生變化。節奏會因人，多少有些差異，骨盤也是花費約2週慢慢敞開，然後又花費約2週慢慢閉合。體重的增減也受到它的影響。

因此，任何人都有「容易向內側活動的閉合型」時期，以及「容易向外側活動的敞開型」時期。例如，臉看起來比較小的時候，是骨盤閉合時。這是下顎的關節受到骨盤活動的影響所致。反之，感到全身倦怠想睡午覺時，是骨盤敞開的時期。

在28日週期中，花費2週一點一點閉合，在高峰期迎接排卵，然後又花費2週慢慢敞開，敞開到最大極限時迎接月經。依骨盤的節奏，身體的型態也跟著改變，心情也受到影響。

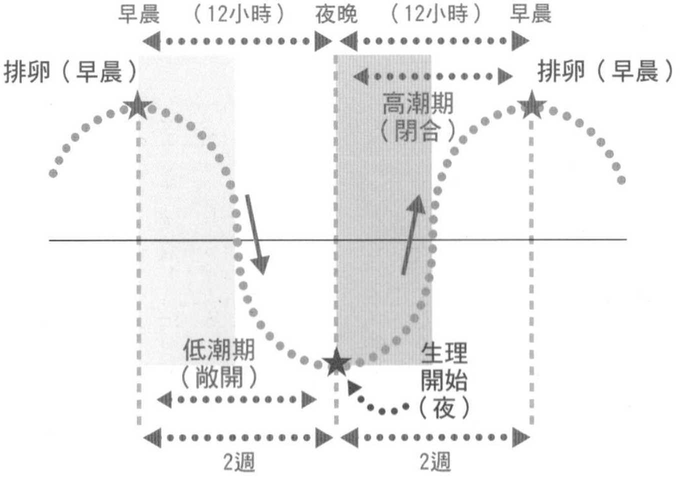

早晨
（12小時）
夜晚
（12小時）
早晨
排卵（早晨）
排卵（早晨）
高潮期
（閉合）
低潮期
（敞開）
生理
開始
（夜）
2週
2週

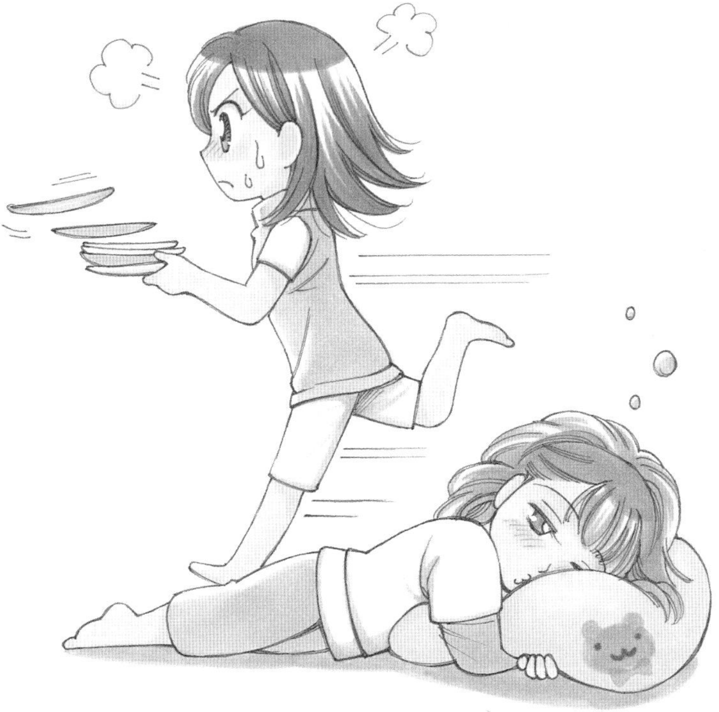

從排卵到生理開始，約2週的時間稱為低潮期，從生理到下一次排卵，約2週的時間稱為高潮期。

骨盤敞開型的人，在低潮期須多加注意。原本骨盤就是敞開的，現在變得更為鬆弛，以致失去集中力，也會有吃過量食物時就會長贅肉的情形。

閉合型的人，以身體經常緊張，睡眠不足的情形居多。這情形在進入高潮期時會更嚴重，此時骨盤會更加閉合，致使心情浮躁不穩而有讓盤子掉落，或在重要工作上出錯的情形。在心境上雖有幹勁，卻因經常出錯而畏於走出人群……。在高潮期，任何人的電力都會上升，如果在這時候處在低迷狀態就太可惜了。

聽聽自己身體的聲音，了解棘手的時期是很重要的。為了變成有魅力的身體，建議實踐本書所介紹的骨盤體操，來控制身體。

骨盤能自由自在開閉為最佳！

早晨閉合，夜晚敞開

大致而言，骨盤是以每2週閉合又敞開，在此同時，一日之中也反覆進行「閉合、敞開」。以一日之中來說，早晨的骨盤是閉合，因此能順利穿上牛仔褲，形成緊實有型的臀部曲線。反之，過了午後，平常穿的牛仔褲卻感到緊緊的，胸罩的下沿部分也束緊很不舒服。

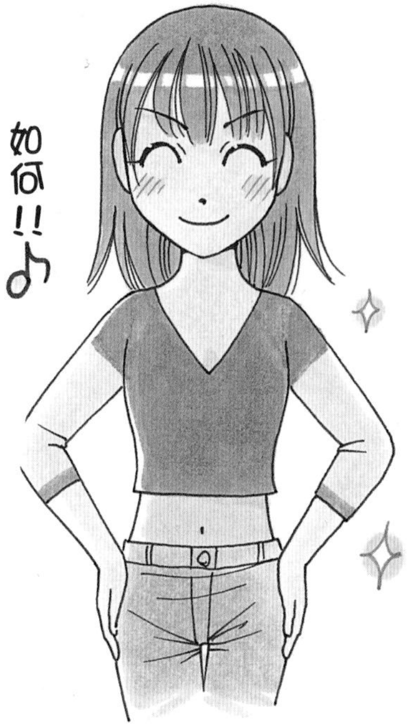
如何!!♪

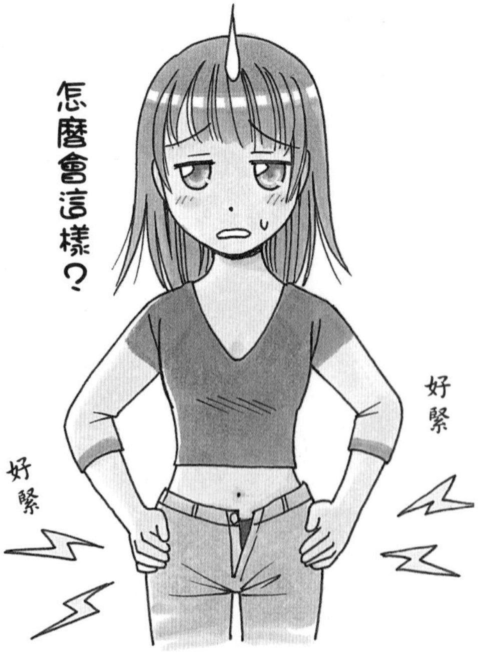
怎麼會這樣？
好緊
好緊

骨盤在早晨時期是閉合。因此，在早晨做「閉合骨盤體操（P62～）」，使骨盤緊實閉合。如此一來，在夜間累積在直腸或膀胱的老廢物就能順暢排出，提高身體的電力，能夠暢快舒適度過一日。

接下來，骨盤就花費12小時慢慢敞開。敞開到最大時進入睡眠。因此，夜晚就寢前做「敞開骨盤體操（P76～）」使骨盤鬆弛，就能擁有深層又高品質的睡眠。

能夠自在開閉骨盤時，無論身體或心靈的感度都能夠獲得提升。

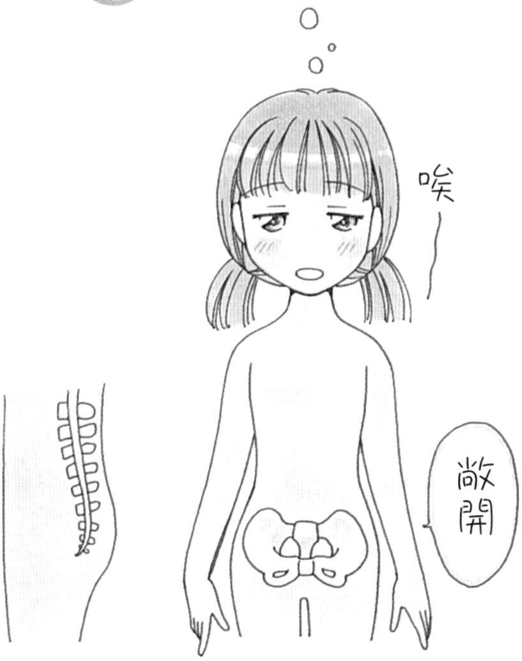

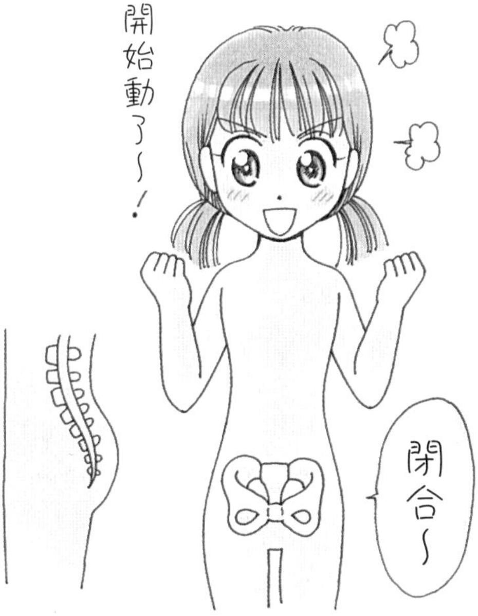

能夠高明開閉骨盤為理想

順暢活動時，身體的均衡就變好

能夠高明開閉骨盤時，身體即可呈現均衡良好的狀態。

骨盤過度敞開時，就不容易減少體重，過度閉合時，

就會焦躁不容易入睡。

開閉順暢的骨盤

① 心境安穩	→	熟眠，心情變得溫和
②排便排尿順暢	→	確實消化所吃的食物，順利送抵直腸或膀胱
③排出老廢物	→	促進血液循環、淋巴液的流通
④懷孕中也安心	→	能夠期待安產，生產後容易回復到原來的體型
⑤容易管理身體狀況	→	能夠維持身體穩定的狀態
⑥安眠	→	容易使身體從緊張中解放

第 2 章

從飲食法
看骨盤類型

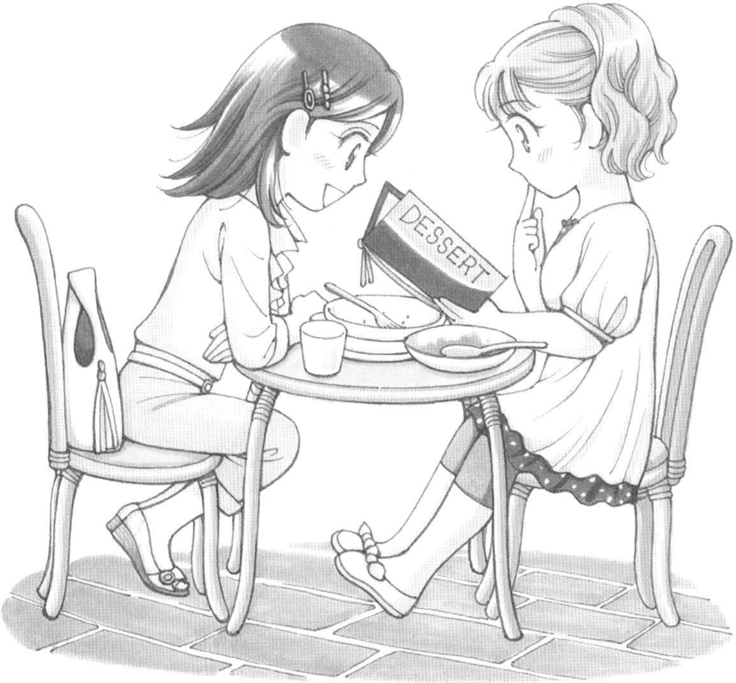

敞開型的人的身體和飲食法

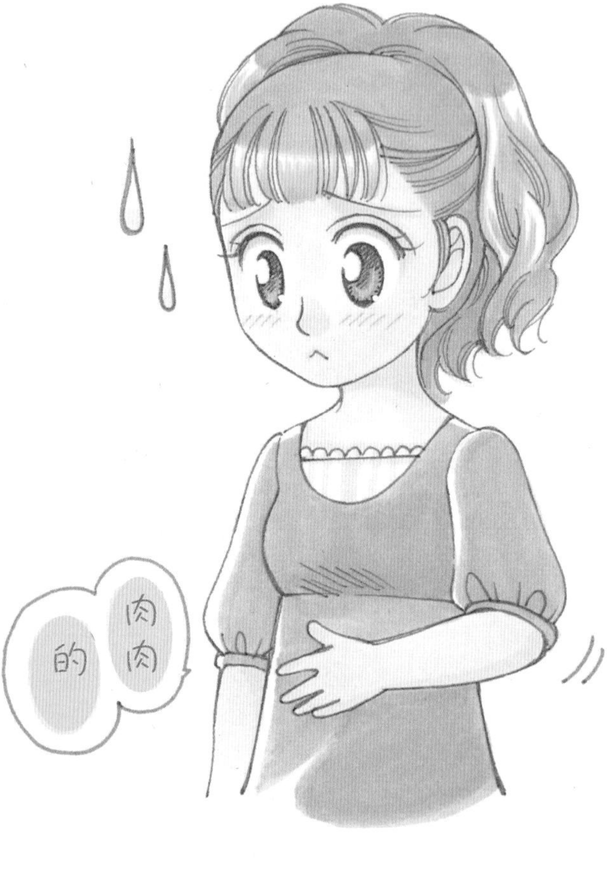

圓胖傾向的敞開型

敞開型的人，體型上以圓胖的人居多為特徵。因所吃食物的燃費不佳，致使攝取後身體也不會燃燒，食物無法成為能量，結果就成為脂肪累積在身體裡。

無法燃燒脂肪時，就會一直貯存在身體之中。容易被週圍的人認為「為甚麼要吃那麼多呢？」其實吃得並不多，只是脂肪被累積了。

敞開型的身體狀態

敞開型的人的皮膚，冷冷水潤。體內的水分量多，體溫不容易上升。這是和血液循環不良有關係。血液循環一旦不良，血液就不容易沖走油脂，使脂肪的皮下脂肪化（cellulite）進展，導致皮下脂肪變多。如此一來就像是穿著鬆軟的肉被子般，致使頸部以上常處在熱的狀態。這是「上火」的現象。血液，從心臟首先送抵腦部，使臉部發熱。可是，頸部以下的血液循環不佳，以致變成像是領帶縮緊頸部般的狀態。

其結果，頸部或肩膀變得僵硬，背部也痛，腳非常冰冷。身體狀況變差時，下半身也會浮腫，不容易排尿，而有變成膀胱炎的可能，須多加注意。

敞開型的人的臉色發白。白中帶青或黃的人居多。帶青色的人在肝功能，帶黃色的人在腎功能上多少會有些問題。排便或排尿不能清爽通暢，為此問題煩惱的人也不少。

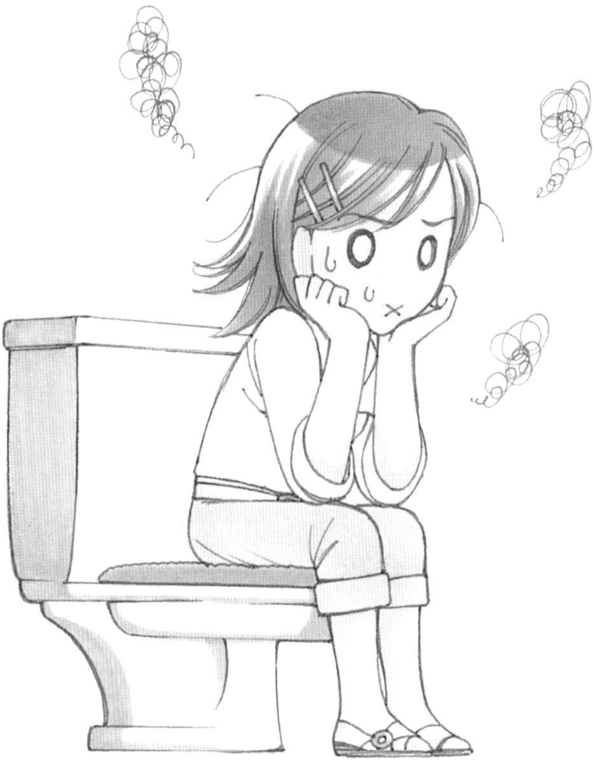

敞開型的飲食法

敞開型的人，皮下脂肪多，微血管沒辦法抵達身體的邊緣，可說是血液循環不良。血液循環不良時，基礎代謝就降低，所攝取的水分就累積在身體之中。累積在身體的水，蓄積在細胞之外。因此，水分沒有滲入細胞，就形成浮腫。

敞開型的人，進餐結束後又會想吃東西。這是血液循環不良，胃酸的分泌也差，致使燃燒所吃食物的能力也變差所造成。身體對所吃食物的反應慢，使必要的營養無法送抵末端的細胞。因此，所吃的食物無法作為熱量消耗，無法成為活動性的。即使吃了也懶散不想動，以致所吃的食物變成脂肪蓄積下來。

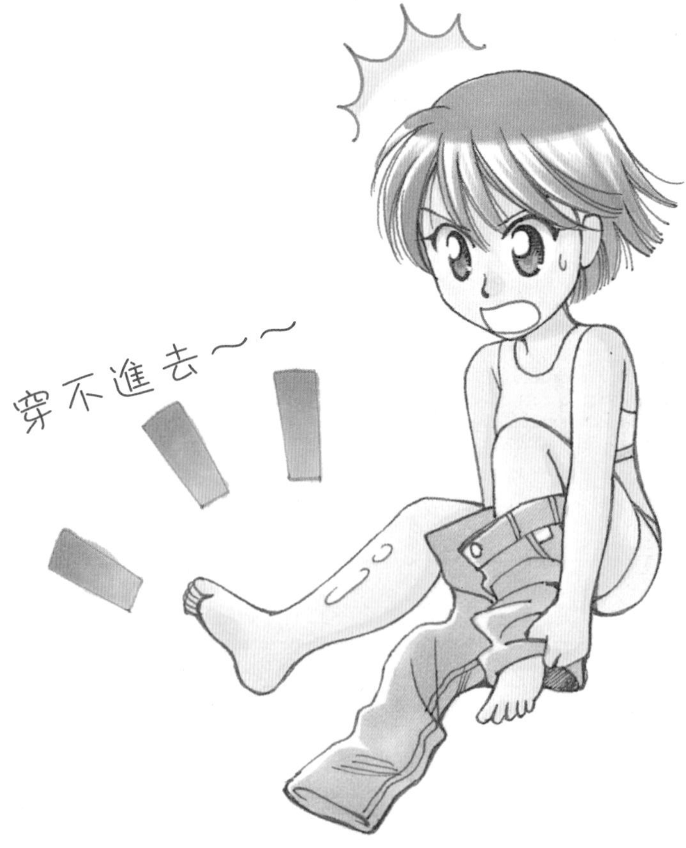

須注意骨盤的過度敞開

骨盤為敞開型的人，

從身體排出廢物到體外的效力較弱，

也無法順暢排尿排便。

因此，陷入無法積極快樂進餐的惡循環。

敞開型的骨盤

①下半身冰冷 → 血液循環不良，手腳冰冷

②令人在意的浮腫 → 水分累積體內，淋巴的流通也變差

③對身體狀況帶來不良影響 → 基礎體溫低，易造成不孕症的情形

閉合型的人的身體和飲食法

削瘦傾向的閉合型

閉合型的人，以大胃王冠軍的曾根小姐為代表，是即使吃再多也不會胖的類型。以即使體型削瘦細長，但食量卻很大的人居多。

即使大量攝取也不會變成身體的營養或脂肪，食量和體型不相配。可說所吃的食物無法蓄積在身體。只不過吃得量多，排便的次數也增加，不容易變成營養，使身體不容易長出脂肪。

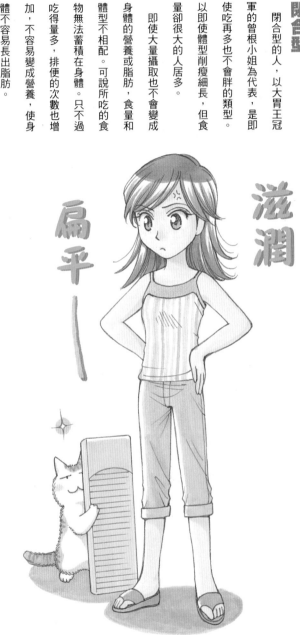

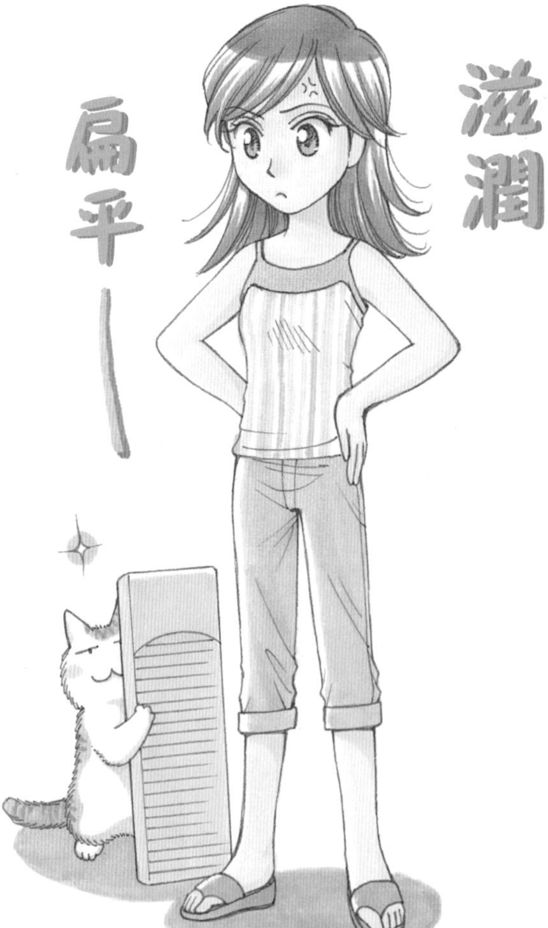

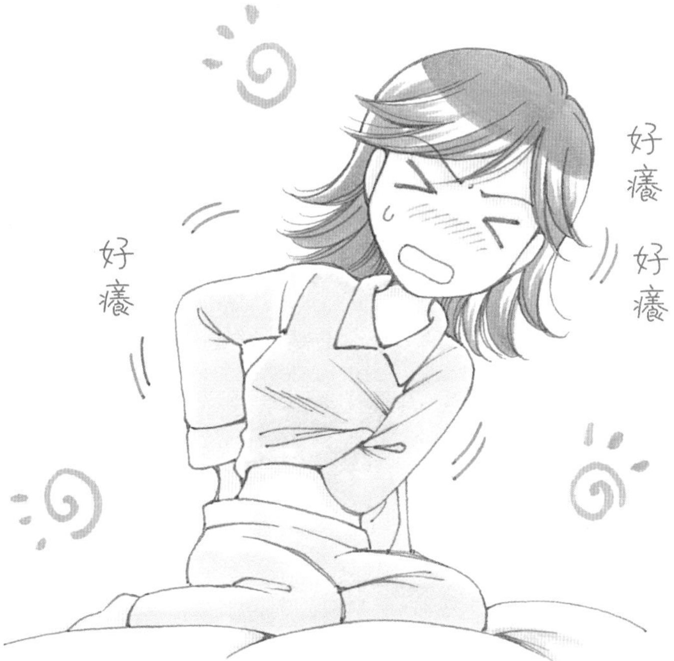

閉合型的身體狀態

閉合型的人，以皮膚表面溫暖、乾燥為特徵。即使攝取水分也不能給水，營養也因排泄排出體外，致使淋巴液的濃度變高，而引起淋巴或體液的循環障礙等情形。受到一點點傷就會發癢，進而演變成全身發炎的狀態，因此導致特異性皮膚炎的人也不少。

淋巴液的任務，在於和侵入所謂淋巴節的外敵作戰，無法克敵戰勝時，淋巴腺就會腫大。淋巴液的濃度一旦上升，就會引起細管內的阻塞，使流通變差，淋巴本身變成老舊不健全，進而成為不具殺傷能力的淋巴液。因此，淋巴液清澈順暢流通，對身體較好。

如閉合型的人一樣，淋巴液的濃度變濃時，基礎代謝就會過度上升，心跳數提高，脈搏、呼吸都變快，容易變成情緒不穩定的狀態。

閉合型的人，血液濃度也明顯變高，因此會有淺黑色的臉色。如果能夠高明管理身體狀況，體液就能維持均衡，臉色也會變成粉紅色。

閉合型的飲食法

閉合型的人，是吃了就會有力量，因此很喜歡吃。可是，即使吃得再多一樣沒有活力，於是覺得要有活力時就再吃，每日不斷如此。身體的水分和尿一起排出體外，糞便像山羊或兔子一樣乾燥，而且又黑又小，一天會排泄好幾次。以量來說，約70 kg的敞開型女性，和約40 kg的閉合型女性的尿量，閉合型是壓倒性的多，而且濃度也高。

閉合型的汗或體液的濃度高，因此穿長筒靴時，腳的臭味相當嚴重，也有感覺身體有汗臭味的情形。

此外，閉合型的人以頭髮粗又多為特徵。頭皮也容易乾燥，因此，擔心有頭皮屑的人要多給予滋潤。

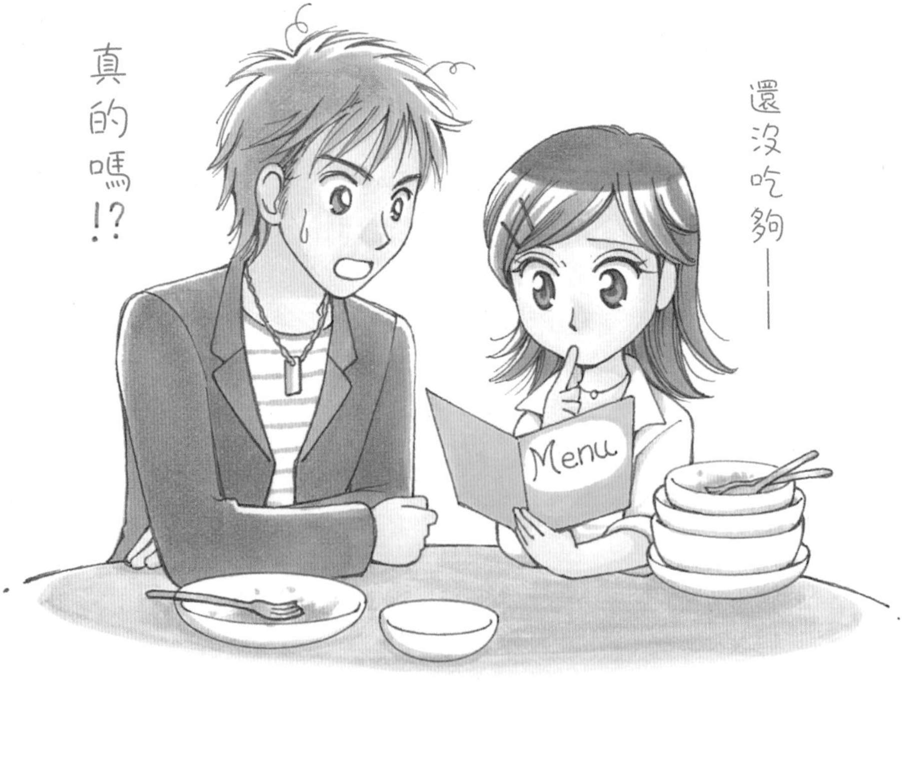
真的嗎!?
還沒吃夠——
Menu

骨盤過度閉合
是痛苦的狀態

骨盤閉合型的人，以削瘦型居多，

看起來似乎沒甚麼好擔心的。

可是，有不容易入眠，

經常感到焦躁的情形。

身體顯現骨感，容易變成欠缺魅力的體型。

過度閉合的骨盤

①焦躁 → 不知不覺中身體就緊張

②無法安眠 → 睡在床上時，骶骨和尾骨抵在床板上而會使力

③對身體狀況帶來不良影響 → 引起食慾不振、厭食症的情形

中性的人的身體和飲食法

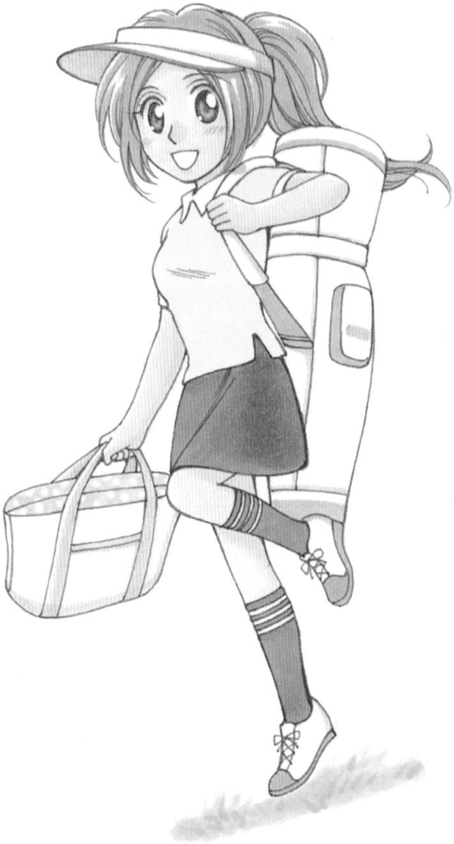

均衡，理想型的中性

臉色如孩童般健康，為中性（neutral）者的形象。

中性的人，手掌的溫度和腳底的溫度不變，不會感到冰冷的人居多。皮膚狀況良好，是常被人讚美「皮膚漂亮」的類型。

中性的人下腹部有適度的張力，觸摸也感到溫暖。即使按壓，也不會有疼痛等的違和感，身體狀況良好。

無論過度敞開的人或過度閉合的人，骨盤都有生鏽的情況，因此不太喜歡活動身體。反之，中性的人能夠順暢活動身體，所以很喜歡運動。體液均衡性也正常，喜愛運動和外出，因此出外的頻率高。

中性的人的飲食法

中性的人，吃得適量，燃燒也好，血液循環良好，是營養可以送到身體各處的類型。

即使吃很多，也因攝取量和燃燒平衡，而不會累積太多脂肪在身體內。因髖關節的活動順暢，全身的動作也好，能夠雕塑身體的線條。不容易疲勞，想法也富有彈性，可說是理想的身體。

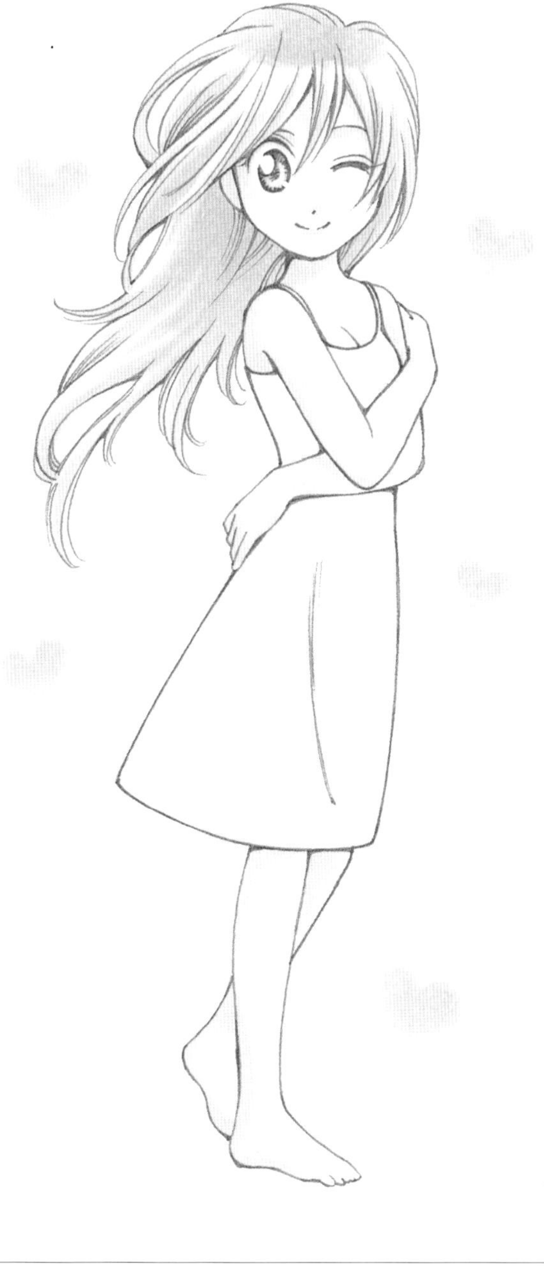

意識在日出和日落進食

在日落的1～2小時以內攝取碳水化合物

身體，是和日出與日落的時間軸同調。以日照時間基準來說，在太陽下山的1～2小時以內，攝取米飯、小麥、麵類是對身體最不會帶來負擔的吃法。身體消化這一類的碳水化合物，大約需要12小時。在此之前食用碳水化合物，即可在日出後的1～2小時內排尿、排便。

一旦脫離這種節奏，不僅對身體帶來負擔，而且想上廁所的時機有可能是在辦公室的會議中，或者和重要的人會面中，很難安穩地如廁，結果就變成便秘。

日落以後吃過多、喝過多，無論對骨盤敞開型的人或閉合型的人都沒有好處。差別只在症狀的出現法而已。

敞開型的人是越來越胖，閉合型的人卻越來越瘦。雖然食用的時機一樣，但吃甚麼食物會對身體有益卻不相同，因此除了進食時機之外，也要留意該吃甚麼食物。

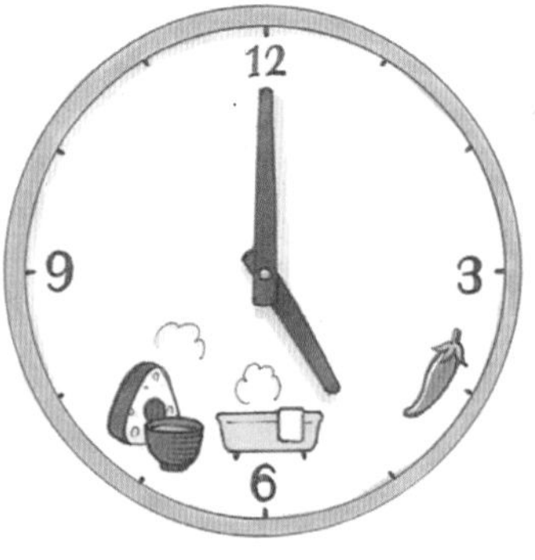

敞開型的人

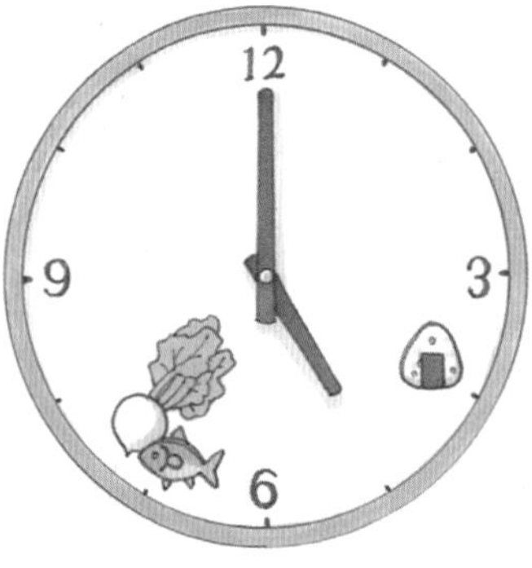

閉合型的人

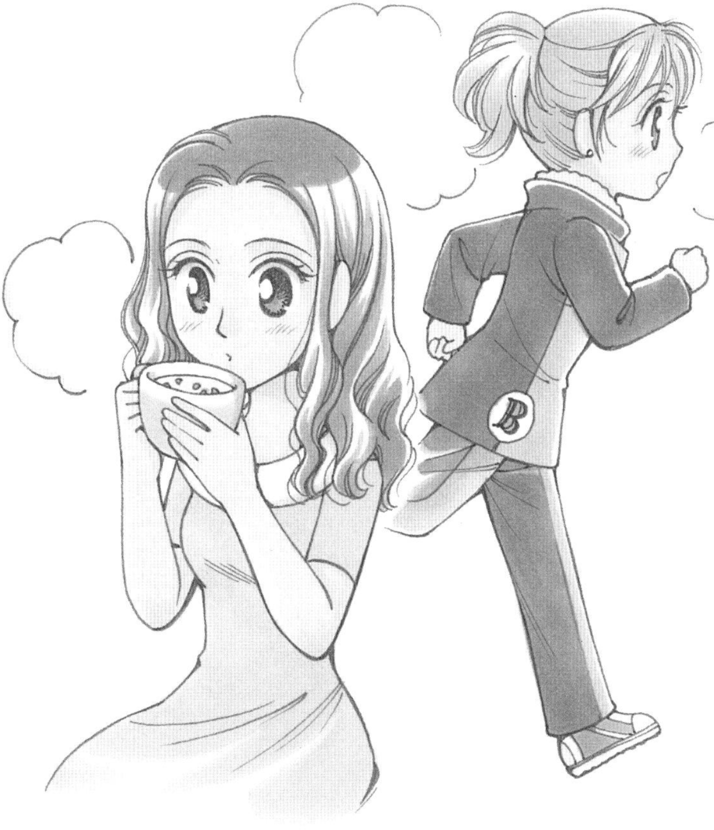

發現符合自己的飲食法

了解符合自己骨盤類型的飲食法，注意飲食的攝取之後，即可過著既健康又能夠塑身的飲食生活。

敞開型的人，對所吃食物的燃燒能力低，於是為了促進基礎代謝，在活動身體之後，使用能夠讓身體溫暖的韓國泡菜、胡椒、七味等所做的湯，讓身體溫暖起來，然後再吃主食。

另外，閉合型的人，是吃得再多也無法吸收營養的類型。喜愛會讓身體容易氧化的肉類等，因此，首先為了讓身體變成鹼性化，透過蔬菜湯等，攝取蔬菜的營養。（參照P108）

進食的時機或對身體有益的食物、食譜等資訊，彙整在第3章。

診斷今日的骨盤狀態

妳的骨盤今日的狀態如何呢？

骨盤是以28日為週期，一日之中也有變化。因此，了解「今日妳的骨盤是怎樣的狀態」，就可以知道自己應該要做哪種體操、吃哪種食物。

●揮動腳運動●

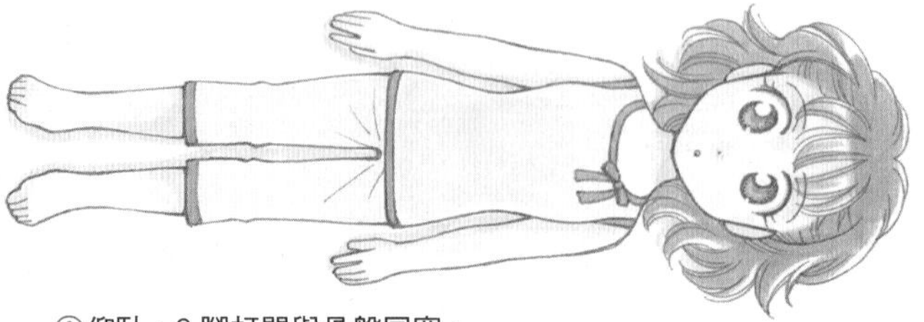

①仰臥，2 腳打開與骨盤同寬。

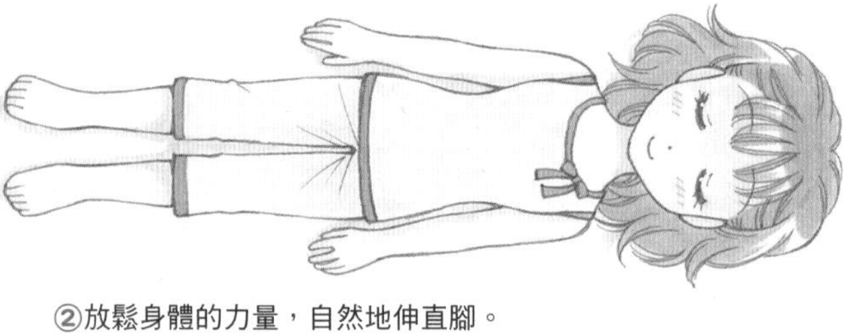

②放鬆身體的力量，自然地伸直腳。

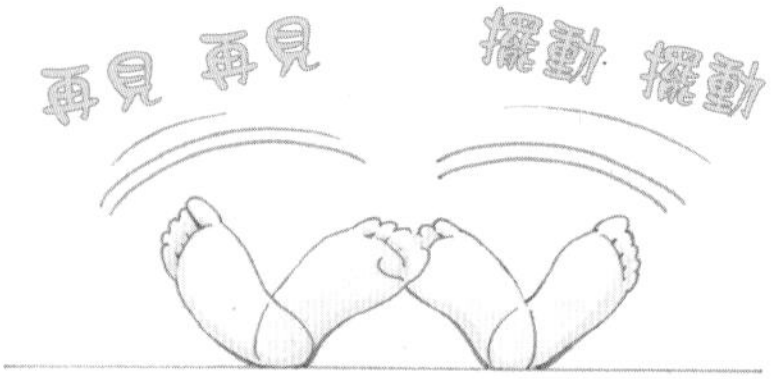

③以腳跟為支點，擺動腳尖。
感覺像是揮手說再見般揮動腳。

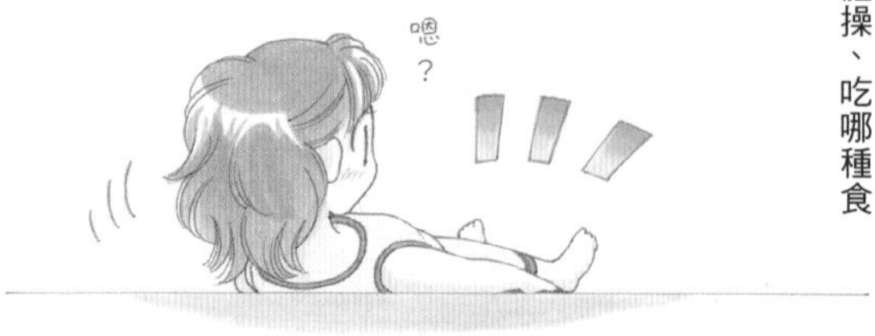

④做完揮動腳運動約 10 次後，
停止腳的動作，
然後看看腳的狀態。

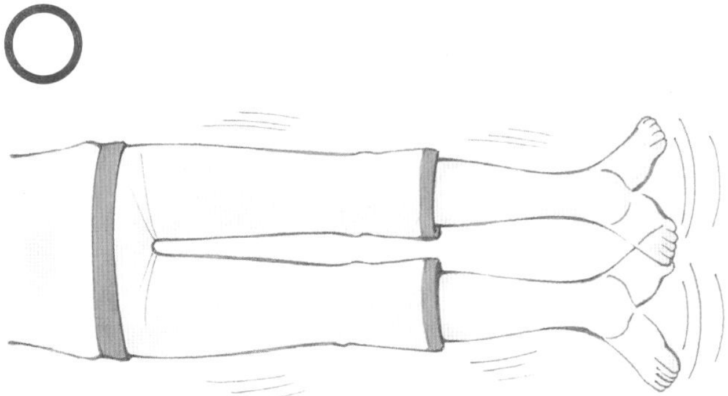

腳尖如揮手說再見般擺動時，
連大腿都會跟著擺動，
就是放鬆下半身力量的證據。
放鬆下半身力量進行吧！

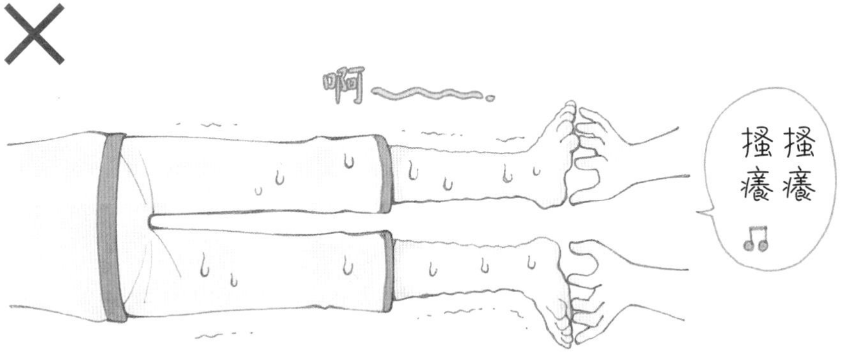

無法放鬆下半身力量就是失敗。

此時，

可以請人幫忙搔癢腳底。

觀察雙腳張開的方式，即可了解骨盤的狀態

揮動腳運動之後，妳的腳變成怎樣呢？

從腳的張開法，

就可以知道今日的骨盤狀態。

不活動的骨盤容易長肉，

反之，活動的骨盤週圍不容易長肉。

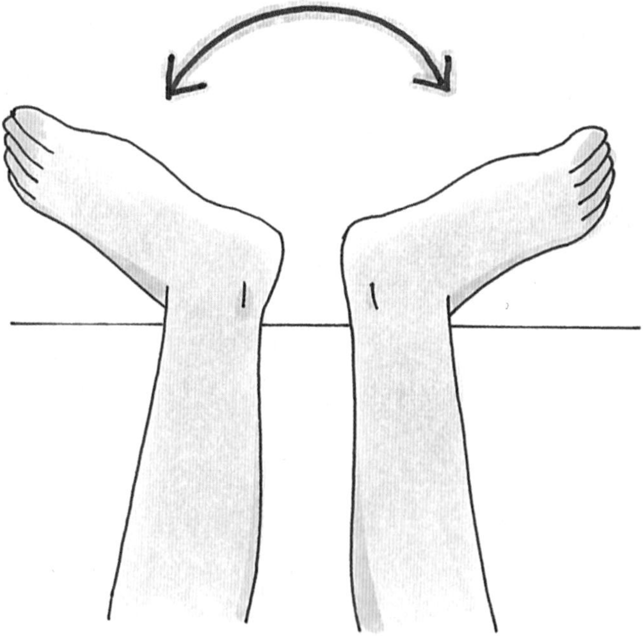

向兩邊敞開的人為『敞開型骨盤』

腳向兩邊敞開，就是骨盤敞開傾向的狀態。

身體內的水分容易累積在腸道，

往下半身的血液循環不良。

多留意虛冷和浮腫，做閉合骨盤體操。

● 大致筆直，張開不到 90 度的人『閉合型骨盤』●

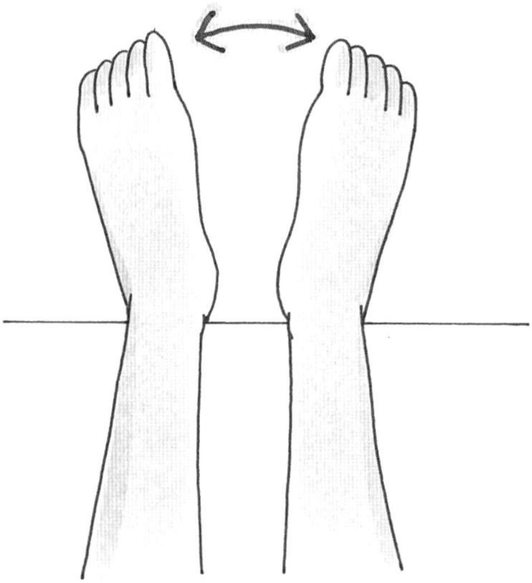

腳尖呈筆直的狀態，就代表骨盤為閉合傾向。

若是閉合，就會覺得沒什麼好擔心的，但實際上，或許也有些問題。是否常有不容易入睡、焦躁不安的情形呢？在生活中加入敞開骨盤體操吧！

● 張開正好約 90 度的人『中性骨盤』●

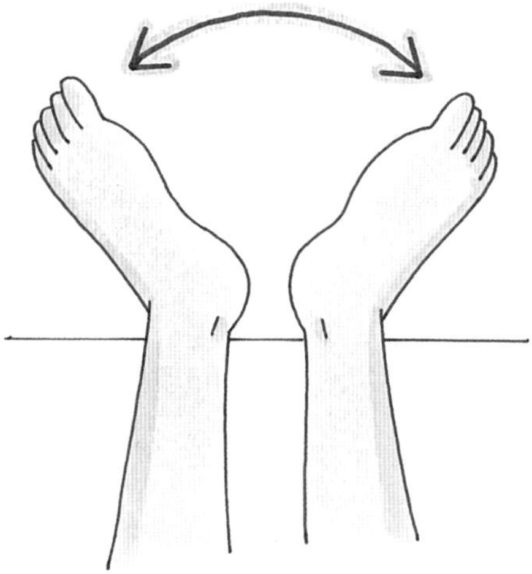

張開正好約 90 度，是骨盤能順利活動的狀態。

我想，腳拇趾很粗、腳背高的人不少。髖關節能夠柔軟活動，全身的活動也會順利，就能擁有纖細的雙腳。只不過，不要安於現狀，須持續進行閉合骨盤體操和敞開骨盤體操，以保持不長肉的身體。

白米飯最美味的吃法

超美味的白金水米飯

米飯，與其吃剛煮好蓬鬆軟軟的，不如放到隔天，只要加一點點工夫，吃起來會更美味。

雖然周圍的人總是納悶的說「真奇怪！」，不過冷飯加水來吃，可以品嘗到米純粹的風味，是最棒的美味！

以下將告訴讀者，該如何製作這種秘傳的技術「水泡飯」！

● 材料 ●

＊冷飯	1 碗份
＊礦泉水	適宜

★「曝曬太陽的礦泉水」也 OK ！
將使用砂鍋煮沸的自來水，
以太陽曝曬 30 ～ 60 分鐘後，
放入冷藏庫冷卻。

● 作法 ●

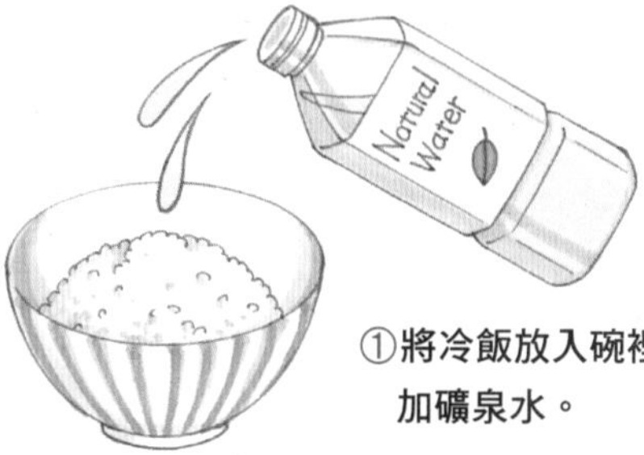

①將冷飯放入碗裡，
加礦泉水。

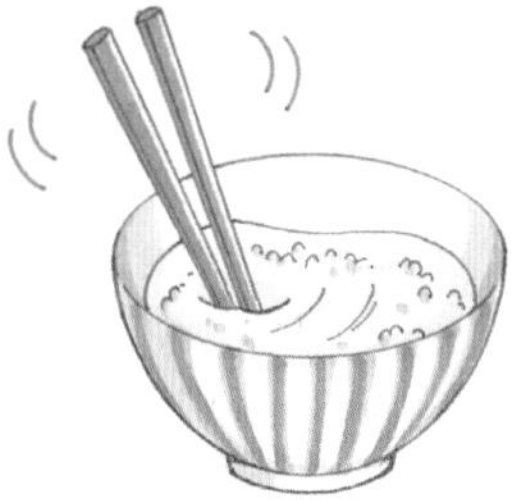

②如果米飯
呈現一坨一坨的狀態，
就用筷子攪拌弄開。

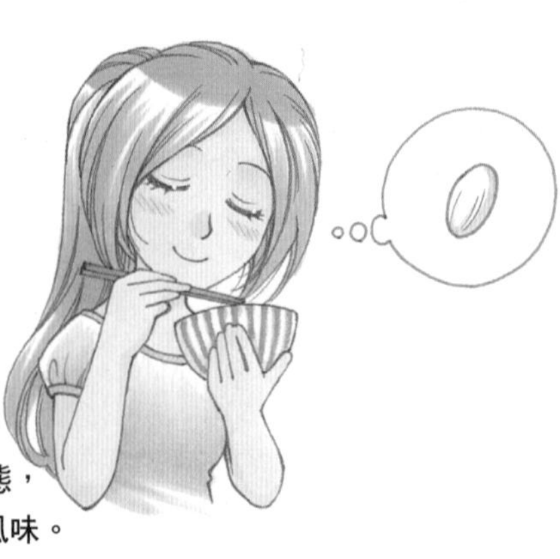

③以冷的狀態，
品嚐米的風味。

升級版①．超美味的白金水米飯

適合敞開型的人

＊加入七味唐辛粉，促進脂肪的燃燒。

＊搭配能加溫身體的淺漬生薑一起吃，促進排尿。

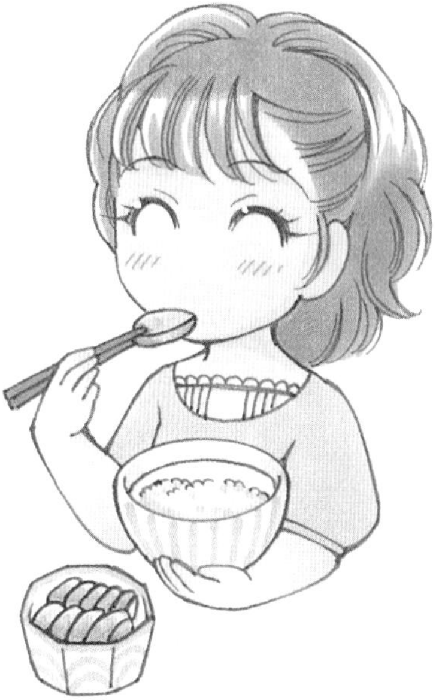

升級版②．超美味的白金水米飯

適合閉合型的人

＊加入能促進唾液分泌的醃梅、佃煮昆布等，稍微調味也不錯。

＊替代礦泉水，加冷的綠茶、煎茶、糙米茶也OK。

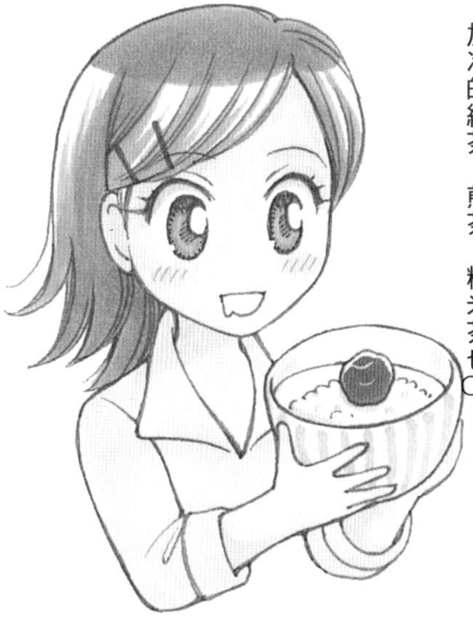

無敵美味的蛋飯秘密

加蛋的黃金飯

加蛋的飯，是在冷飯上加點工夫就變得很美味，這是我個人的創意！

加蛋白會起泡，本書介紹的是僅加蛋黃的作法。確實混合，讓每一粒米飯都變成黃色。

材料

- ✱冷飯　1碗份
- ✱蛋黃　1個份
- ✱涼麵沾醬　適宜
- ✱柴魚片　1包

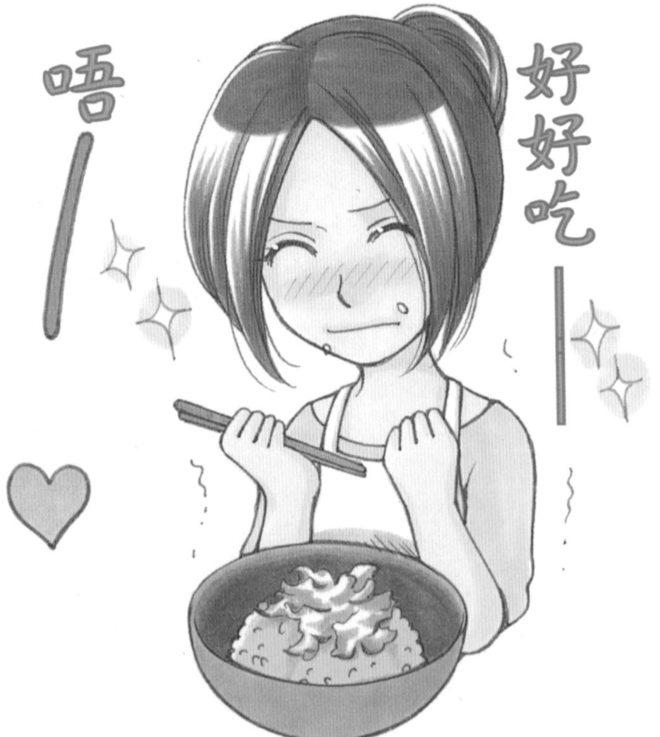

作法

①將冷飯放入碗裡。

②加涼麵沾醬、柴魚片，再加蛋黃，混合。

簡單！色彩豐富的醃菜

醋漬的醃菜

僅使用醋醃漬蔬菜，即可簡單做出醃菜。使用冷藏庫裡被遺忘的食材，挑戰輕鬆製作無鹽分的醃漬物。引出蔬菜的甜味，變成美味的副菜。

材料

＊蘿蔔	適宜
＊蕪菁	適宜
＊醋	適宜

★除此之外，
剩餘的蔬菜無論哪一種都 OK ！
醃漬一晚就足夠。

★敞開型的人，
加 1 ～ 2 根辣椒會更好。
若無，
撒七味唐辛粉也很美味。

作法

①蘿蔔不削皮，
切成薄片。

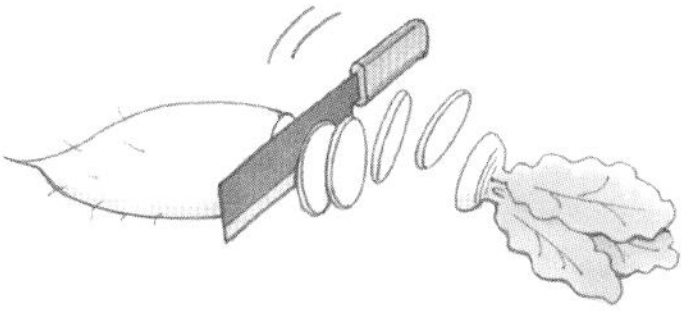

②蕪菁也不削皮，
切成薄片。

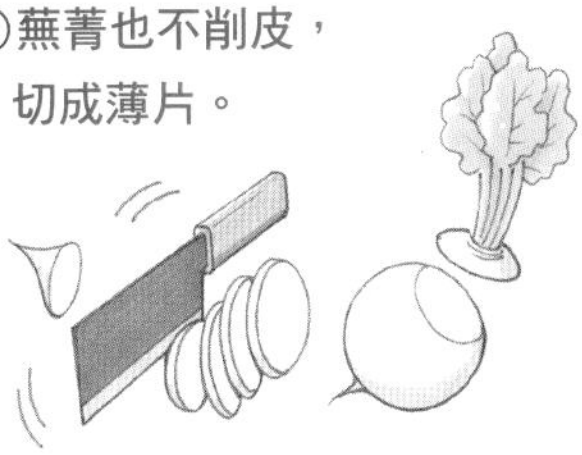

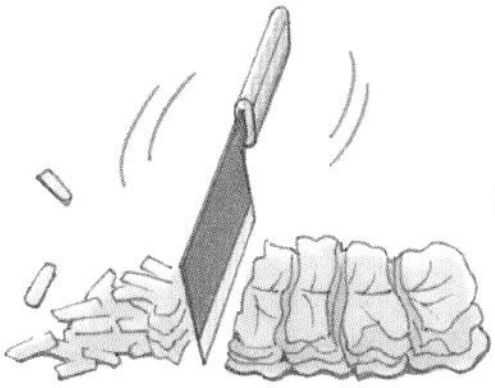

③蘿蔔、蕪菁的
葉子都不要丟掉，
切段。

④將①、②、③
放入有蓋子的
容器裡，淋醋。

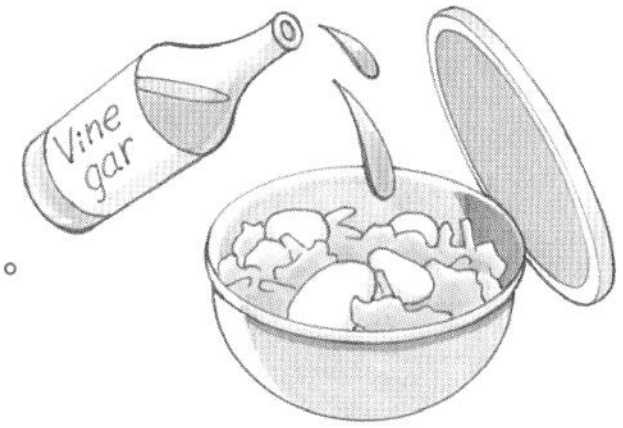

東方人和歐美人，表面上相似，但身體內卻完全不同。尤其，和吃有密切關係的「腸道」狀態，是完全不同的。

歐美人常吃肉類，為了不罹患糖尿病，抑制血糖值的上升，因此進化為儲存皮下脂肪以維持身體均衡的狀態。沒有攝取濃厚營養機會的亞洲人，為了適應以蔬菜為中心的生活，因此擁有較長的腸道。

草食動物的牛食用枯草，為了在胃袋內消化，花費長時間將葉子發酵，增殖棲息在腸內的細菌。以此為蛋白源維持身體。

就和這種牛若是吃肉食就會生病一樣，東方人的飲食變成歐美型態，吃肉機會大增的結果，導致罹患糖尿病等疾病的人也跟著增加。這是因為，東方人不具有處理濃厚肉類營養系統的腸所造成的。

如東方人般細又長的腸內，長時間進入牛肉時，壞的

專欄

人類腸道的故事

腸內菌就會增加。在此之下，身體就氧化，大量發生活性氧。活性氧會和細胞的染色體起衝突，傷害染色體的遺傳資訊。受到傷害的染色體，在分離再合成時進行細胞分裂變成新細胞的時機，變成危險細胞或異常細胞的機率變高，聽説這是罹癌的理由之一。

因此，不要讓活性氧增加為理想。

不僅所吃的食物，肚子餓了卻忍耐 3 小時不進食，這種壓力性的狀態也是助長活性氧的發生。

盡量縮短活性氧累積在身體內的時間，是健康生活上的要事。避開不具消化能力的食物、壓力性的生活等，並且進行骨盤清爽舒適塑身，以回復健康的身體！

首先，在進餐的一開始，攝取對身體溫和的蔬菜湯等。如此一來，就能挑起消化器官的幹勁進行消化吸收。然後，開始吃少量的肉或主食，身體就能順利接受，吸收營養。

第3章

骨盤清爽舒適塑身和簡單輕鬆的食譜

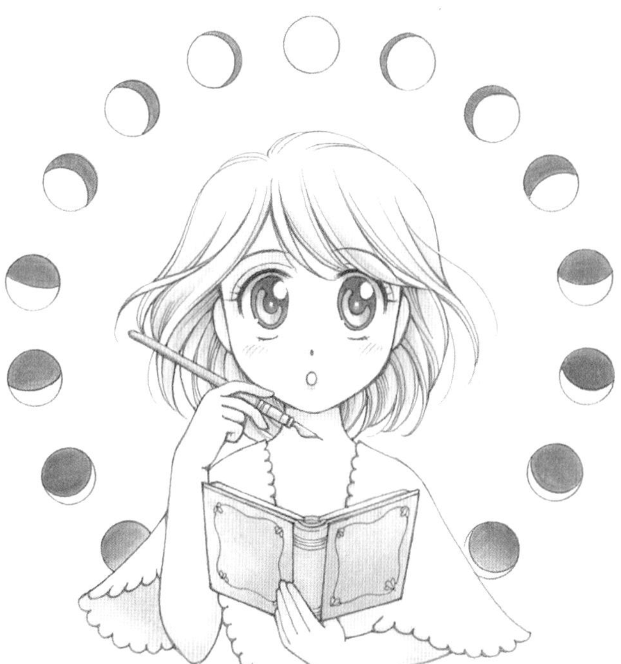

以起跑衝刺燃燒脂肪

看清楚骨盤週期的日程表

無論是「敞開型的人」或「閉合型的人」，都有變成營養攝取不良狀態的可能性。無論哪一種骨盤類型的人，都要努力調整基礎代謝，將營養送抵先端的細胞是很重要的。為此，要吃甚麼呢？有選擇食物的方法，不過，妥善利用身體的日程表也很重要。

首先，以骨盤體操或沐浴溫熱身體之後，從喝湯開始進餐。如此一來，全身的工廠機械就開始起動，在身體溫熱變成容易活動時開始進餐，就會變成容易攝取營養的狀態，有效吸收營養。而且，營養可以抵達末端的細胞，排出體內的廢物，形成良好的循環。

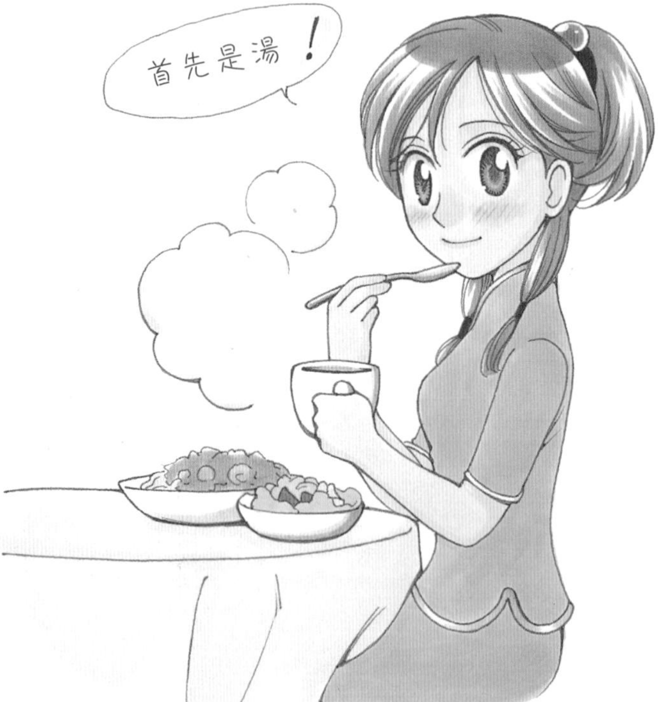

透過生活檢查表了解骨盤類型！

重新評估生活習慣

①－關於飲食
A 經常想吃甚麼
B 進餐結束後，又想再吃
C 一日 3 餐有規則攝取

②－吃完的狀態如何？
A 吃再多也沒有飽足感
B 開始吃到有飽足感需要時間
C 對平常的飲食感到滿足

③－排便排尿是否有問題呢？
A 稍微吃多一點，排便次數就增加
B 有殘尿感，常便祕
C 沒有排尿、排便的困擾

④－關於體重
A 體重的增減激烈
B 沒有吃很多，體重卻增加
C 最近的 10 ～ 20 年，體重、體型都沒有變

⑤－肚臍下方的狀態？
A 按壓肚臍下方時，感到硬硬的
B 輕壓肚臍下方時，感到鬆軟
C 肚臍下方有適度的張力

⑥－睡眠品質如何呢？
A 不易入睡，不過可以有深且長的睡眠
B 不易入睡，而且淺眠
C 容易入睡，而且睡眠充足

⑦－睡醒的情形如何呢？
A 希望早晨能輕鬆地睡，但不知為何卻早起
B 早晨無法清爽舒適的起床
C 早晨清爽的醒來

⑧－他人對妳的臉色怎麼說呢？
A 説顏色黑
B 説顏色白
C 説皮膚顏色明亮健康

⑨－身體的狀態呢？
A 腳流汗，脱鞋時有臭味
B 手腳冰冷難受
C 沒有手腳冰冷的感覺

⑩－肌膚的狀態呢？
A 皮膚經常粗糙
B 皮膚冰冷、濕潤
C 不感覺肌膚有問題

診斷結果
A 多的人 → **閉合型的人**
B 多的人 → **敞開型的人**
C 多的人 → **中性的人**

敞開型的人的進餐時機

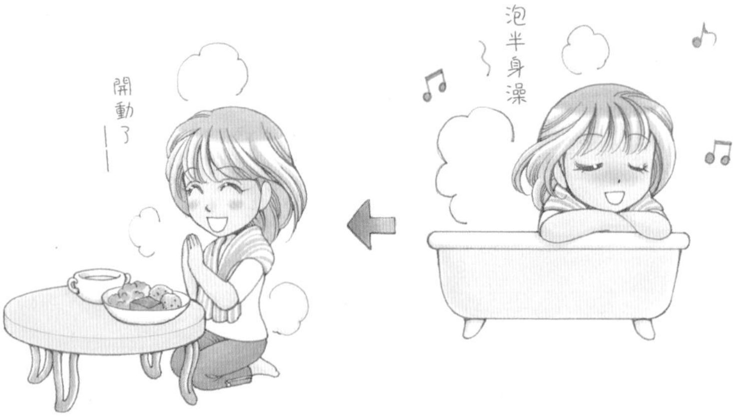

為了促進熱量的燃燒

敞開型的人，身體對所吃的食物反應較慢，燃燒熱量的力量弱，因此吃完馬上感覺肚子又餓了。吃完了又吃，結果變成圓胖體型。

解決對策為，當開始吃飯時，腸胃也會跟著蠕動，因此，在進餐之前泡半身澡（P119）、做閉合骨盤體操，讓身體柔軟後再進餐為宜。活動身體後再依照本書介紹的進餐法用餐，就能吃得美味，而且不會吃過多。

活動身體時，胃部肌肉的血液循環，以及胃酸的分泌都會變好。必要的營養能否送抵末端的細胞，是進餐時攝取效率是否良好的關鍵。

對敞開型的人有益的食材種類

溫熱身體的食材

敞開型的人，所吃食物的燃費差，即使攝取，身體也不容易燃燒。而且無法順利排尿或排便，以致有浮腫的情形。因此，必須多吃豆瓣醬或辣椒、韓國泡菜、芥茉等能對不燃燒的身體具有加熱效果的食材。加辣味的湯或加韓國泡菜的飯糰等，都是能夠溫熱身體的食物。這些食材也有助於排尿排便，可謂一石二鳥。另外，建議使用可促進代謝，含有檸檬酸的醃梅或葡萄柚、能消除浮腫的納豆或味噌等發酵食品。

首先，從喝微辣的湯開始，來溫熱身體吧！

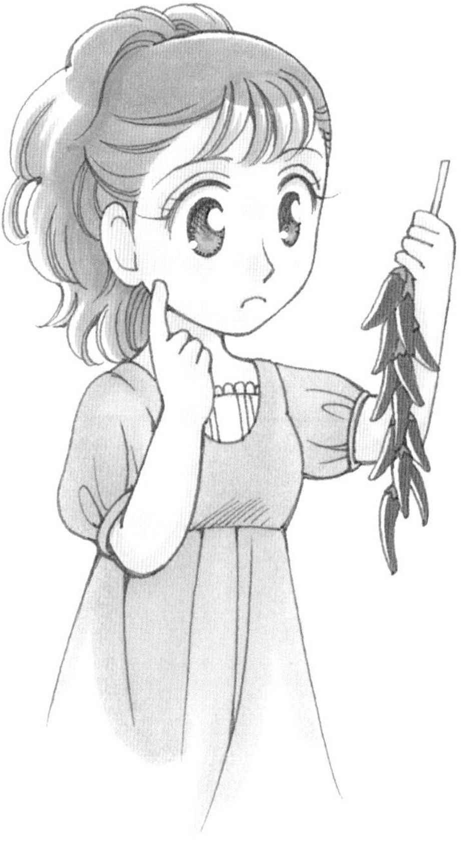

清爽舒適骨盤體操（適用敞開型的人）

以立姿進行☆閉合骨盤體操

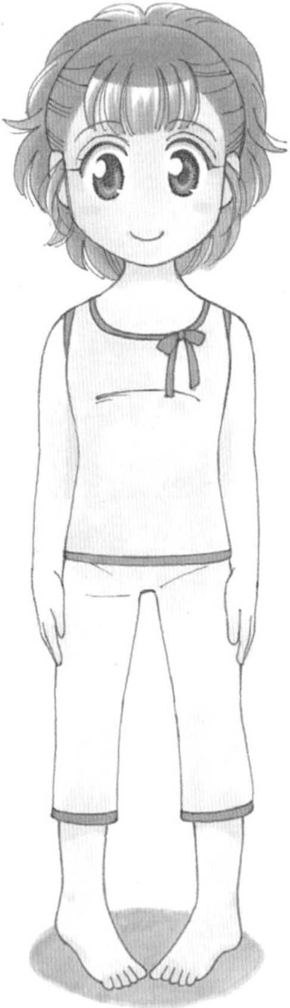

①兩腳打開與肩同寬站立，腳呈「八」字，手肘靠緊身體。

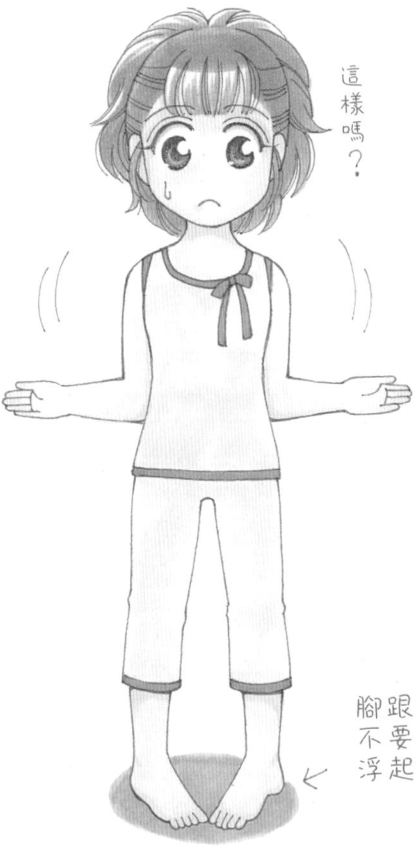

②注意腳跟不要浮起，將兩手肘貼緊身體，手肘以下和身體垂直，放鬆身體力量。

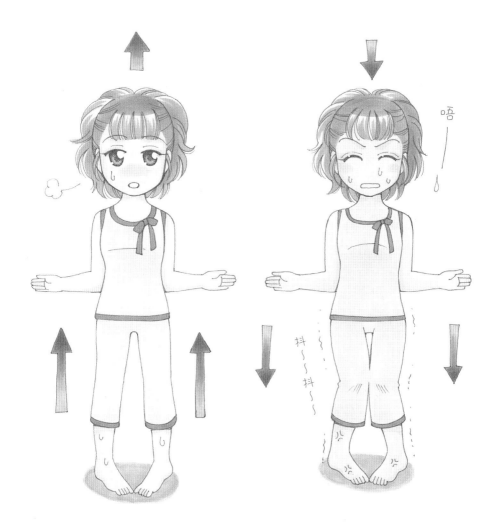

③以②的姿勢，

彎曲膝蓋到極限。

④慢慢回復到②的姿勢。

⑤從②到④，

反覆做不勉強的次數

★能順利完成這項體操，

就表示骨盤順利開始活動。

用芝麻、韓國泡菜、明太子所製作的 3 種飯

● 材料 ●
（3～4 人份）

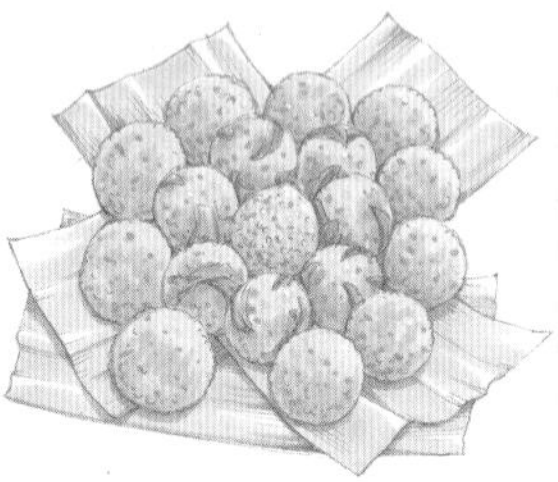

＊飯（黑米）
　2 合（0.36 公升）
＊白芝麻　適宜
＊韓國泡菜　適宜
＊明太子　約 1 條

● 作法 ●

①以一般煮飯法煮黑米，做成約高爾夫球大的小飯糰。

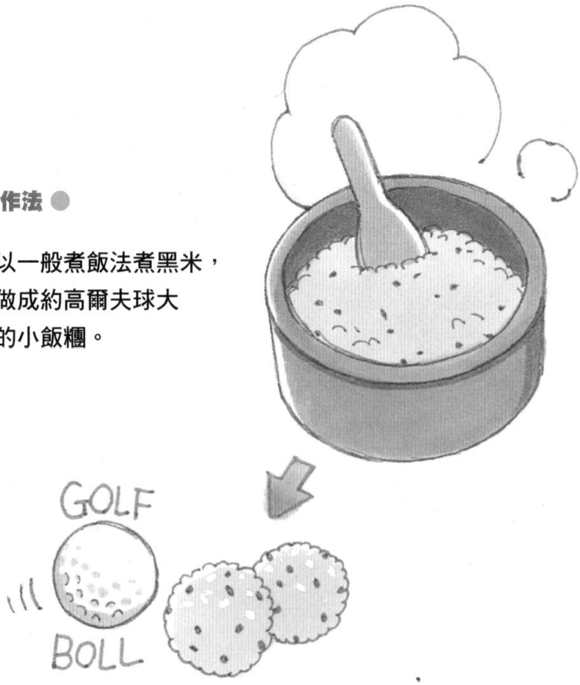

③將白芝麻撒在飯糰後，
放入 250℃的烤箱烤約
5～6 分鐘。

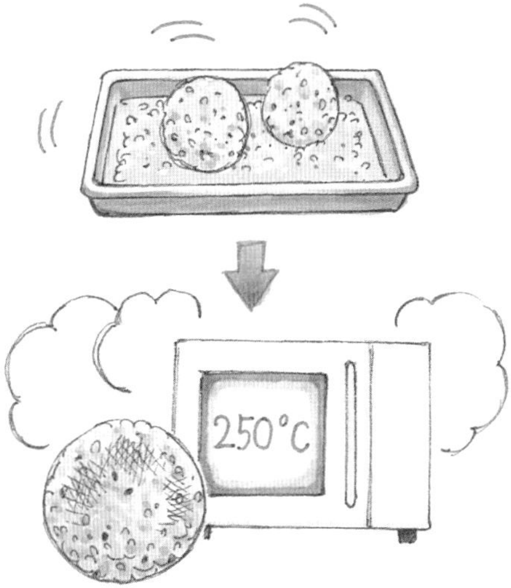

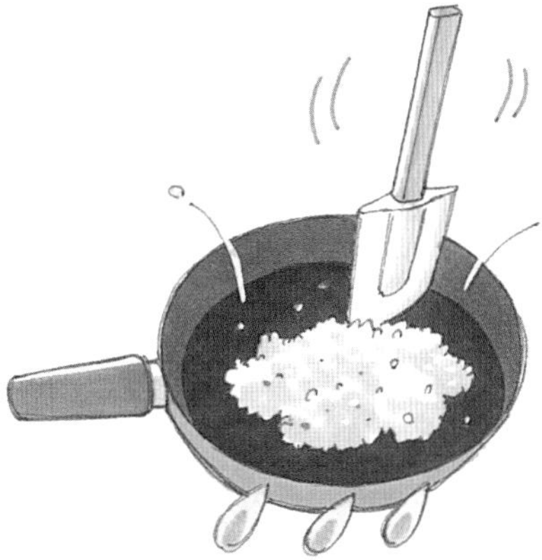

②在平底鍋
素炒白芝麻。

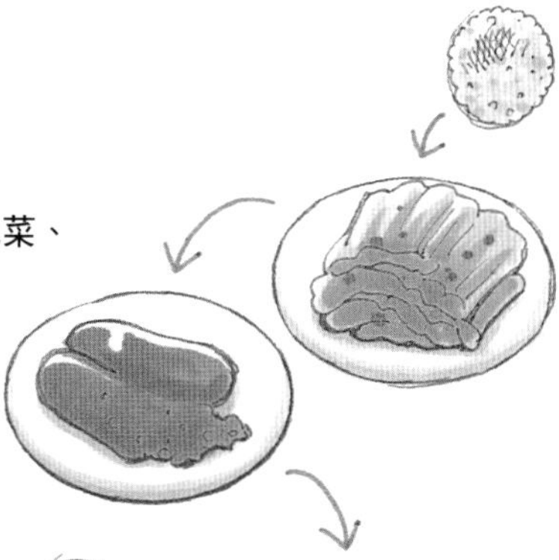

④將撕開的韓國泡菜、
明太子撒在飯糰
的周圍。

★無論是誰都可以直接入口，
1 分鐘以內就可以吃完的小
飯糰，不但吃起來很方便，
而且還可以提高飽足感。

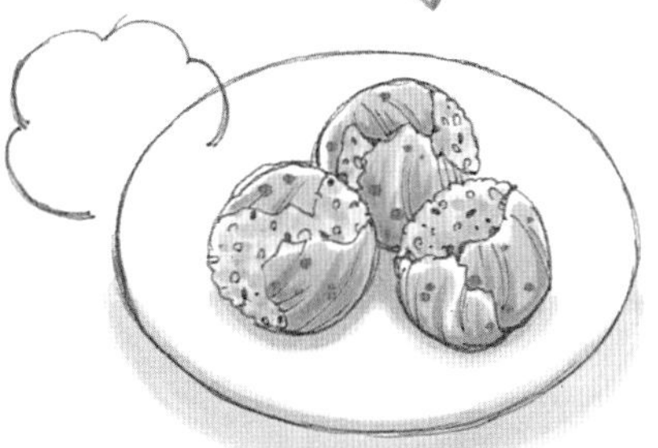

南瓜湯

● 材料 ●
（2人份）

＊南瓜　1/4 個
＊蔬菜湯底（P108）　60cc
＊大蒜磨泥　1 大匙
＊天然鹽、胡椒　適宜

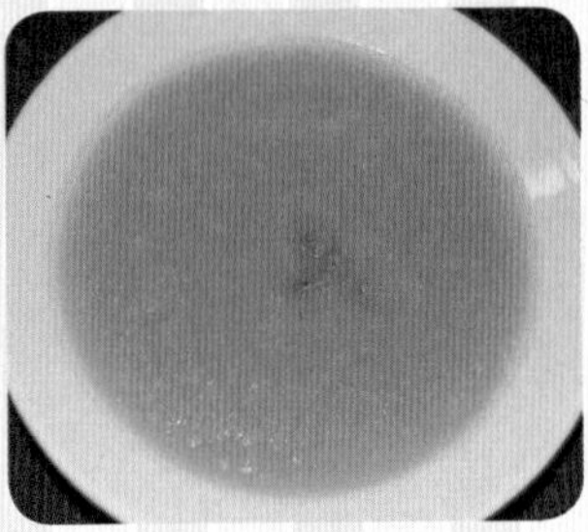

● 作法 ●

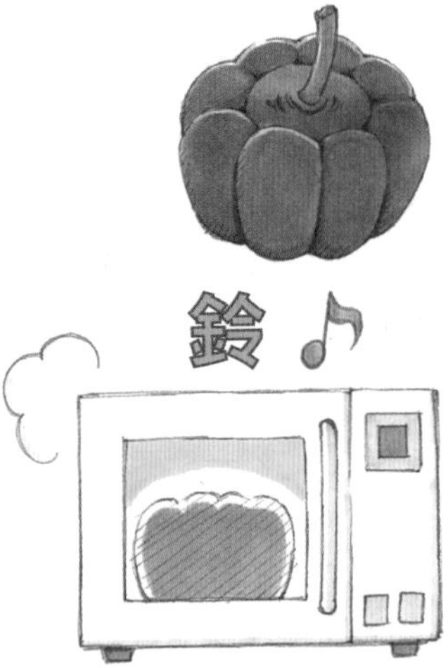

①將南瓜放入微波爐（500～600W）加熱，直到裡面變軟。

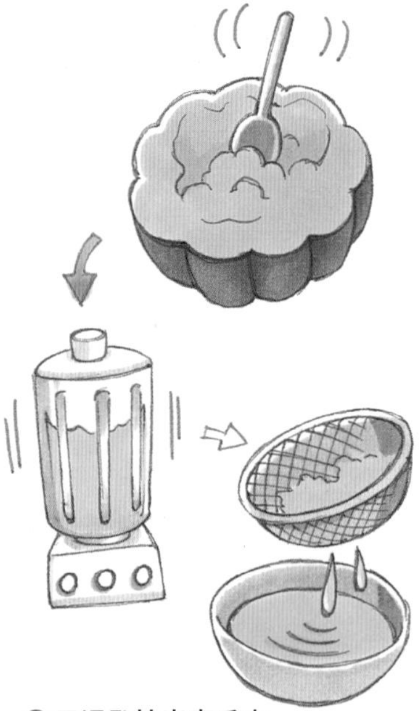

②用湯匙挖出南瓜肉，放入果汁機攪拌，再用布或網過濾。

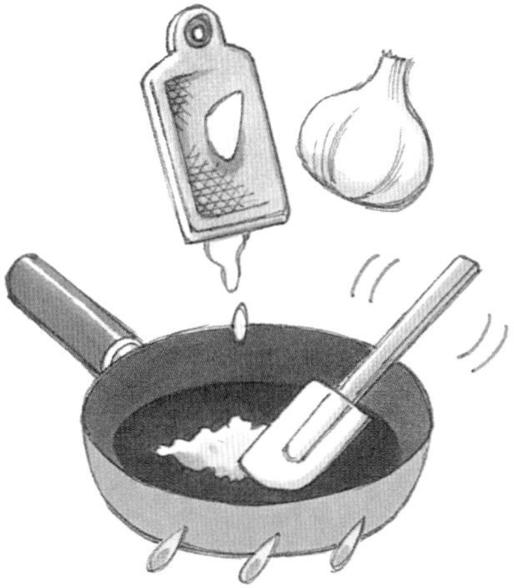

③將②的南瓜放入鍋裡，
加蔬菜湯底，
開火煮沸。

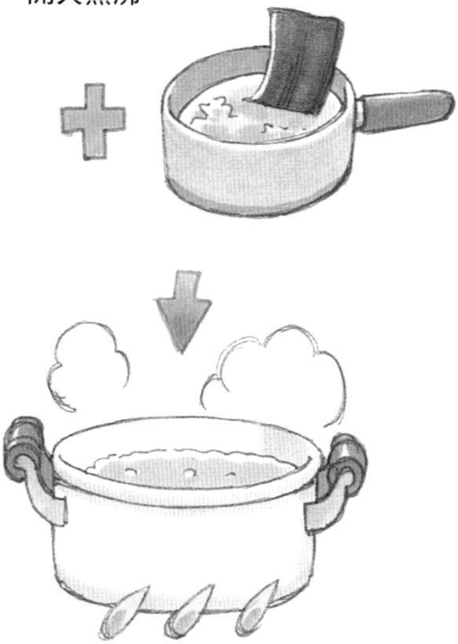

④將大蒜泥放入平底鍋，
不加油，以小火炒到
變成金黃色。

⑤將③倒入湯碗，
放上④的大蒜。

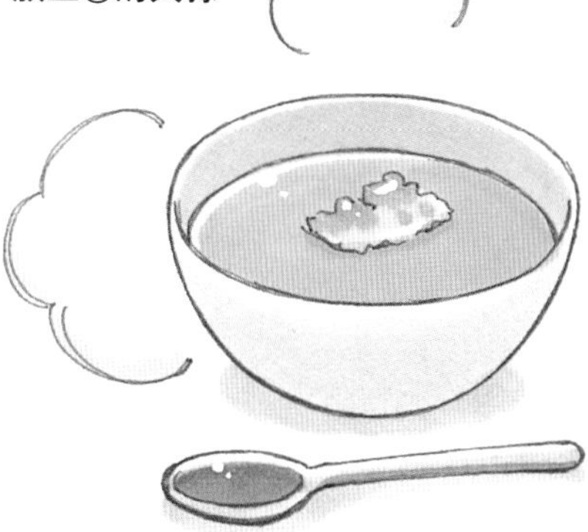

★除了南瓜以外，
只要是芋類的都可以做。
使用微波爐加熱時，
可讓芋更美味，
請多加利用。

★煮蔬菜時，
不要用油炒。
有一點焦色會更美味。
較硬的蔬菜，
可用微波爐加熱後再炒。

★天然鹽和胡椒，
是加自己喜好的量來調味。

敞開型骨盤的輕鬆食譜③

健康佃煮

● 材料 ●
（2 人份）

＊沙丁魚佃煮　　適宜
＊醋　　　　　　50cc

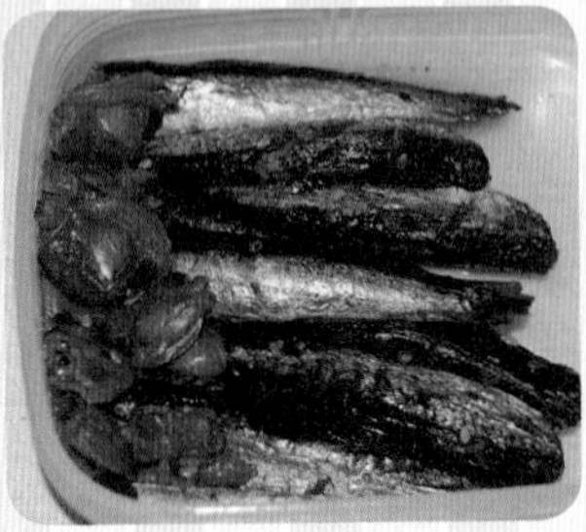

● 作法 ●

①將沙丁魚佃煮放入鍋裡，加醋。

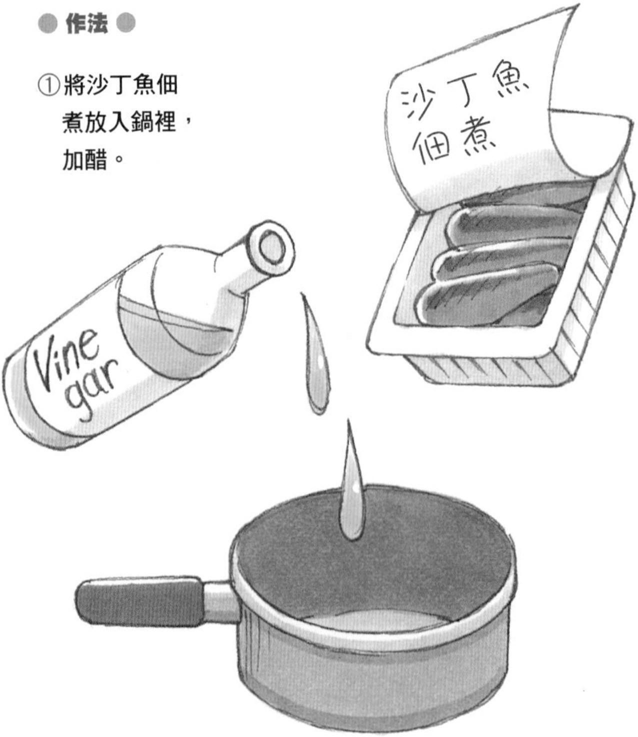

②醋沸騰後，
改小火繼續
煮到沒有湯汁。

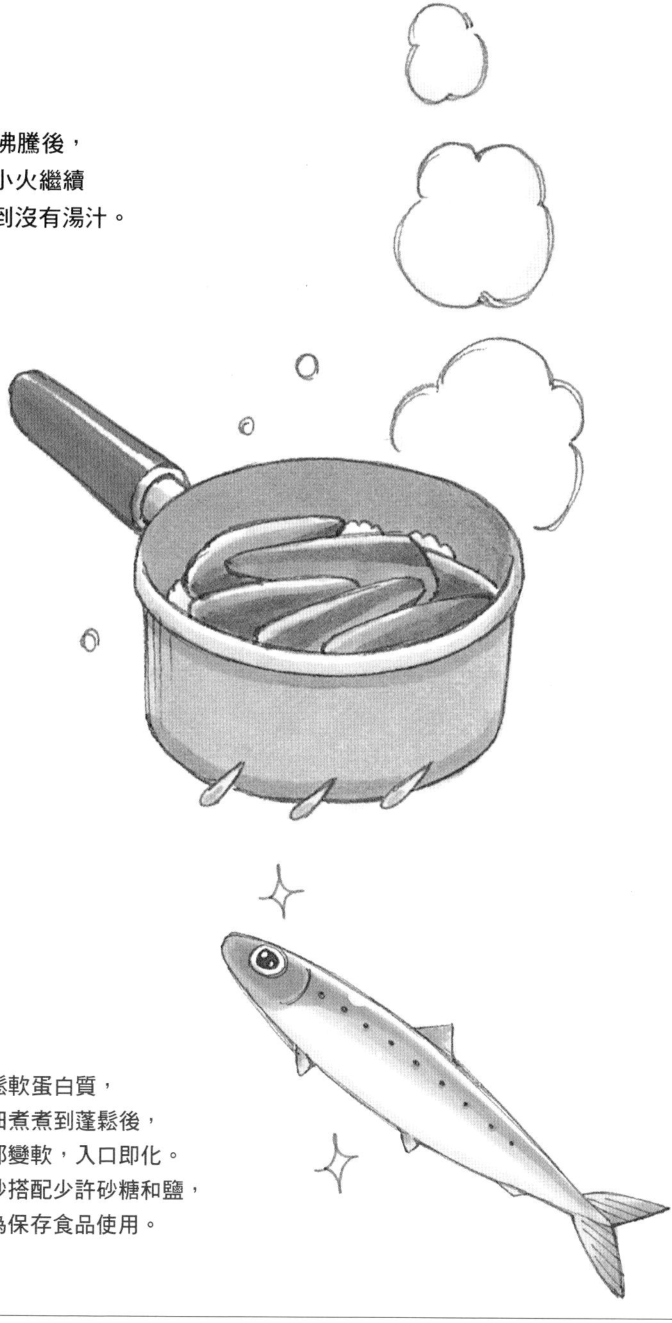

★醋可以鬆軟蛋白質，
因此以佃煮煮到蓬鬆後，
連骨頭都變軟，入口即化。
若是巧妙搭配少許砂糖和鹽，
即可作為保存食品使用。

蔬菜吐司糰

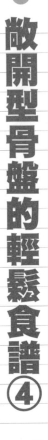

材料
（2人份）

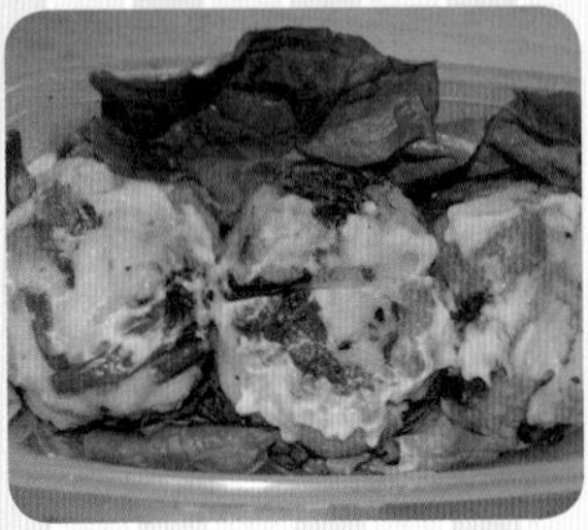

＊紅蘿蔔、綠花椰菜、青江菜、四季豆等蔬菜　適宜
＊吐司　適宜
＊醋　適宜
＊涼麵沾醬（非濃縮的）　少許
＊美乃滋　適宜

作法

①將4～5種蔬菜，用同一個鍋，不用換水，1種1種依序汆燙。

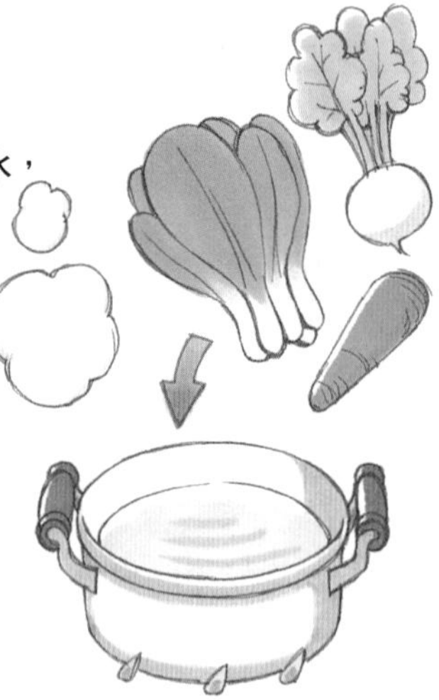

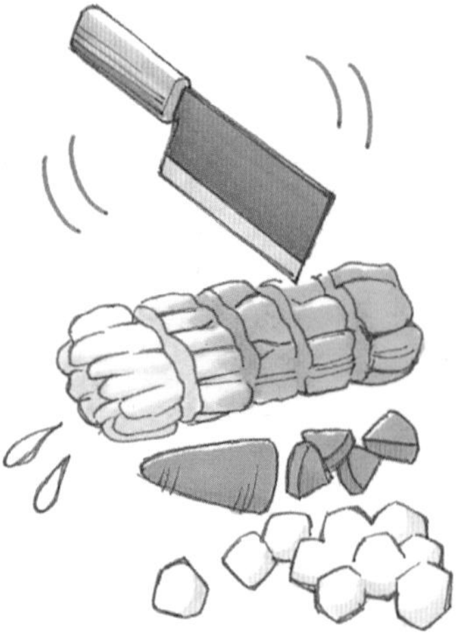

②將燙好的蔬菜各切成適當大小。

④取出蔬菜擠乾湯汁，
和用剪刀剪細的吐司一起像飯糰一
樣做成糰狀。
分量的基準是，
擠乾的蔬菜 3 對吐司 1。

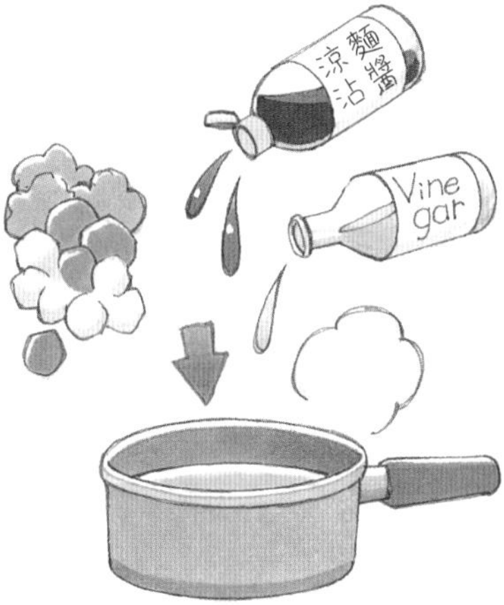

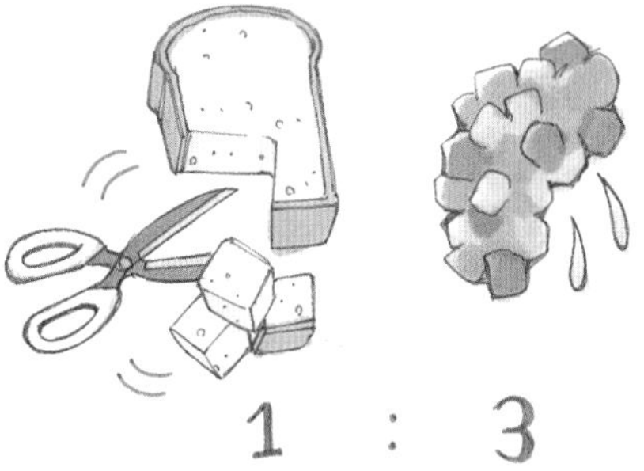

③將醋、涼麵沾醬
放入煮汁裡，
再把②的蔬菜泡進去。

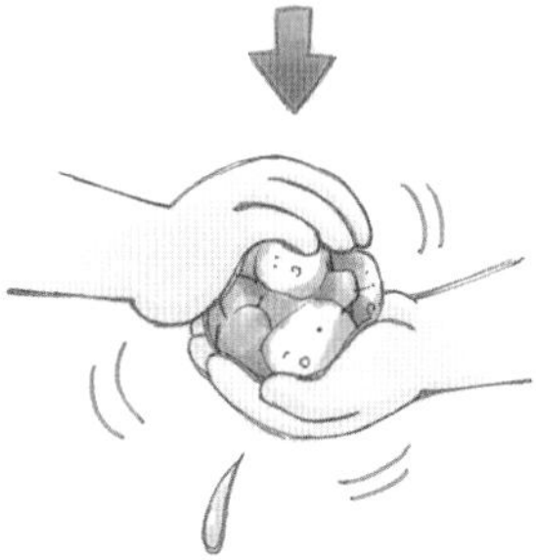

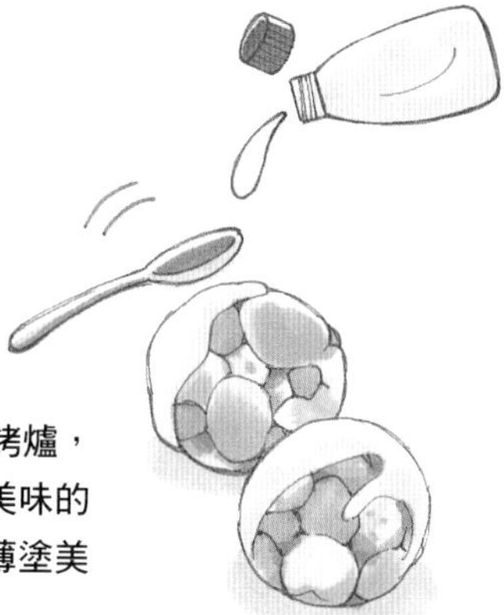

⑤放入烤箱或電烤爐，
烤到表面出現美味的
烤痕。在表面薄塗美
乃滋。

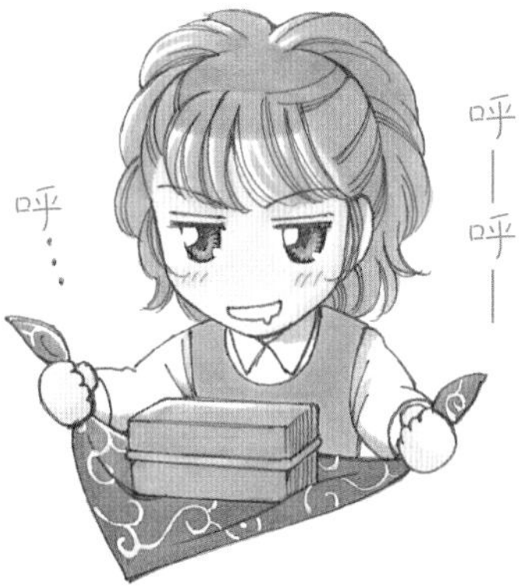

★比飯糰還輕且爽口，
也比吃沙拉和吐司的滿足感高，
而且攜帶方便。
像便當一樣隨身帶著，
肚子餓了就吃！

使身體暖和的油豆腐湯

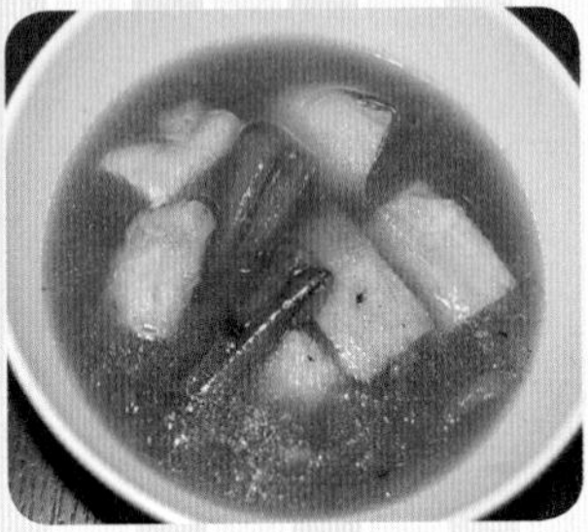

● 材料 ●
（2～3人份）

＊油豆腐　1片
＊洋蔥　1個
＊長蔥　1/2根
＊大蒜　1/2個
＊水煮蔬菜湯汁　600cc
（希望味道濃厚時，就加同量的豆漿）
＊天然鹽、胡椒　適宜

● 作法 ●

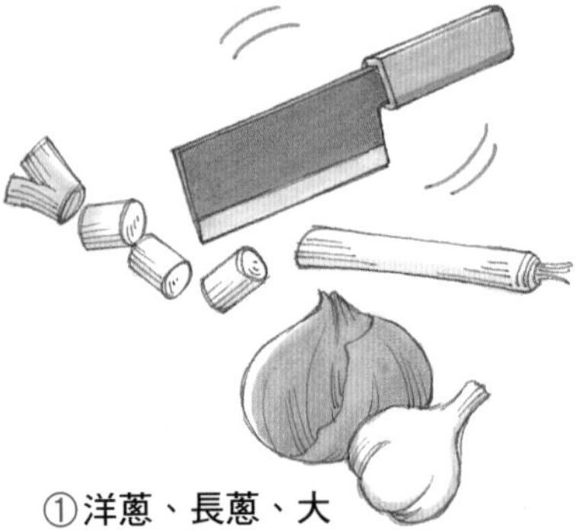

①洋蔥、長蔥、大蒜切成適當大小。

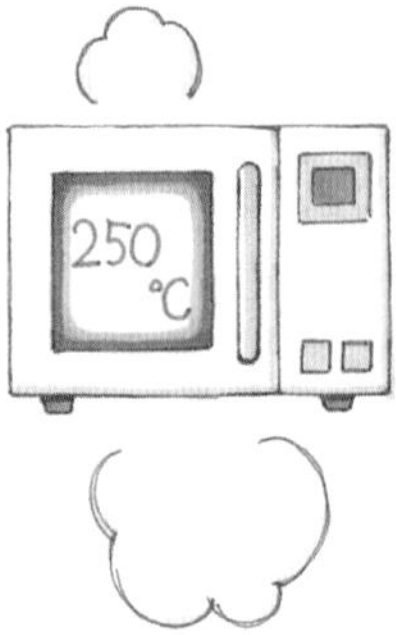

②將①的蔬菜放入250℃的烤箱烤約20分鐘，烤出焦痕。

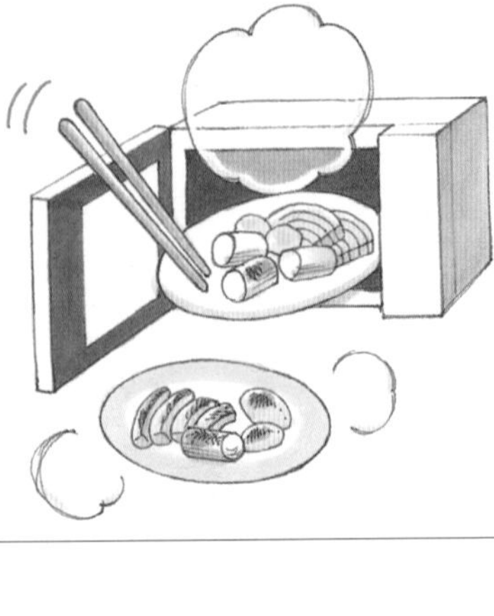

③檢查各個蔬菜的熟度，注意不要烤過度，將烤好的蔬菜依序取出。

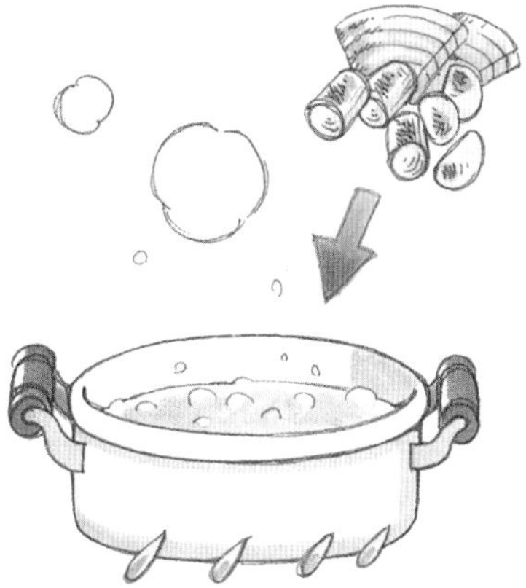

④將③放入煮沸的水或煮蔬
菜的湯汁裡，燉煮。

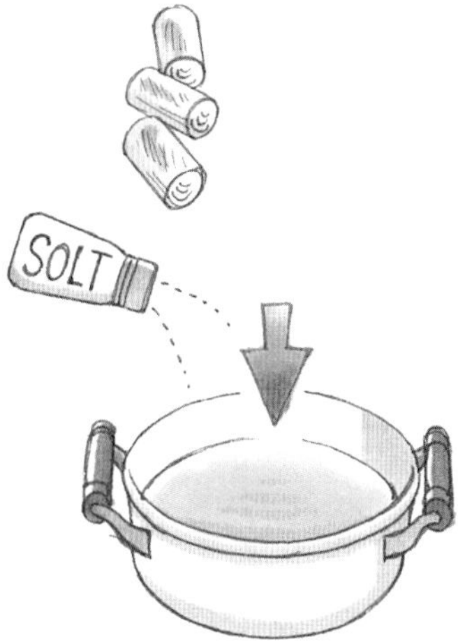

⑤先取出洋蔥和大蒜，
用網過濾後再倒回鍋裡。
撒鹽、胡椒。

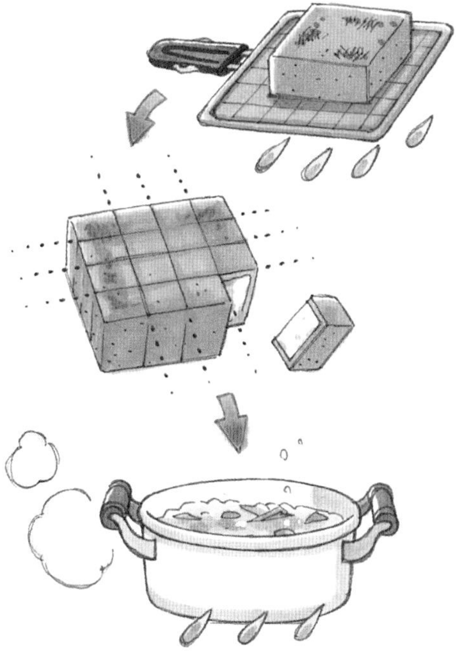

⑥烤油豆腐，
切成 16 等份後入鍋，
煮沸。

★適度的油分可以加溫身體，
也能提高飽足感。
加涮涮鍋用的豬肉薄片
也不錯。

★天然鹽和胡椒，是
依自己的喜好斟酌
用量來調味。

閉合型的人的進餐時機

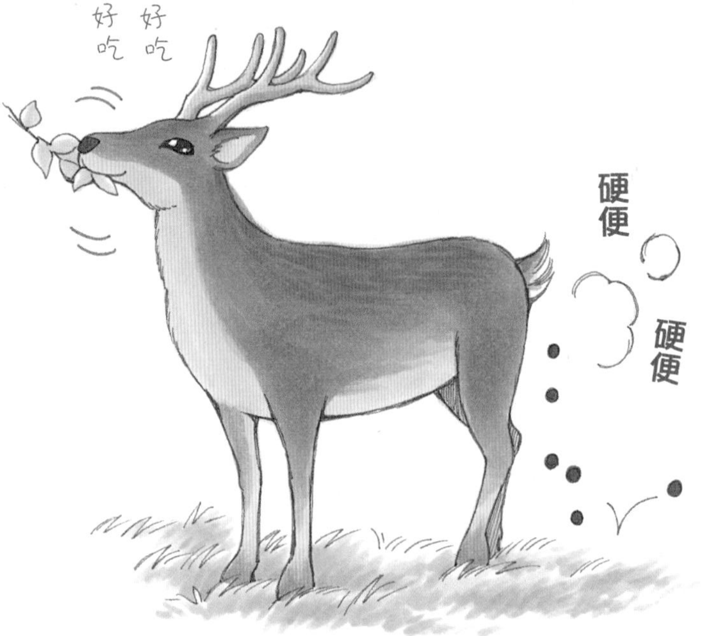

總之，早點吃提高集中力

閉合型的人，是吃再多也不會長肉的類型，即使大量攝取也不會變成營養或脂肪，身體無法貯存。隨著進餐所吃的量，將使排尿或排便的次數增加。糞便呈粒狀，類似兔子或鹿的糞便。排出堅硬粒狀糞便時，身體也硬梆梆的。非常喜歡吃，肚子一餓，心情就不好，因此，要注意別讓肚子餓了，早一點補給營養。

處在高潮期的閉合型的人，很難入睡。在此時期，早起泡半身浴（P119），調整身體的狀況，感到清爽舒適再吃飯。

對閉合型的人有益的食材種類

斷絕身體的氧化，攝取鹼性的食物

閉合型的人，喜愛碳水化合物或肉類等容易使身體氧化的食物。完全斷絕似有困難，因此，為了使身體鹼化，首先攝取蔬菜的營養。可以降低體液濃度的代表性食材，是蘿蔔、蕪菁、牛蒡、蓮藕等根菜類。

蘿蔔或蕪菁等，葉子不要丟掉，切細炒來吃。炒的時候不加油，汆燙也OK。沒有要丟掉的部分，可以全部使用。

閉合型的人喜歡吃飯，因此把切細的蕪菁葉或蘿蔔泥混合在飯裡，做成飯糰。在吃飯糰之前，先喝含蔬菜的湯，就更有效果。攝取多量蔬菜，可以讓乾硬的糞便變軟。除此之外，可以多吃優酪乳等發酵食品。

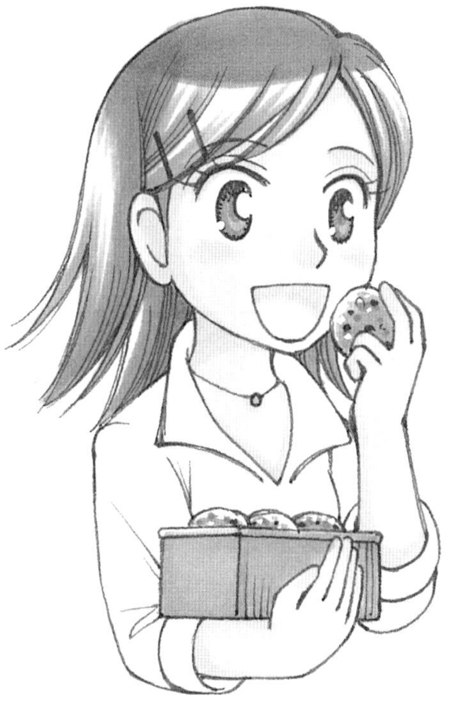

清爽舒適骨盤體操（適用閉合型的人）

以立姿進行☆敞開骨盤體操

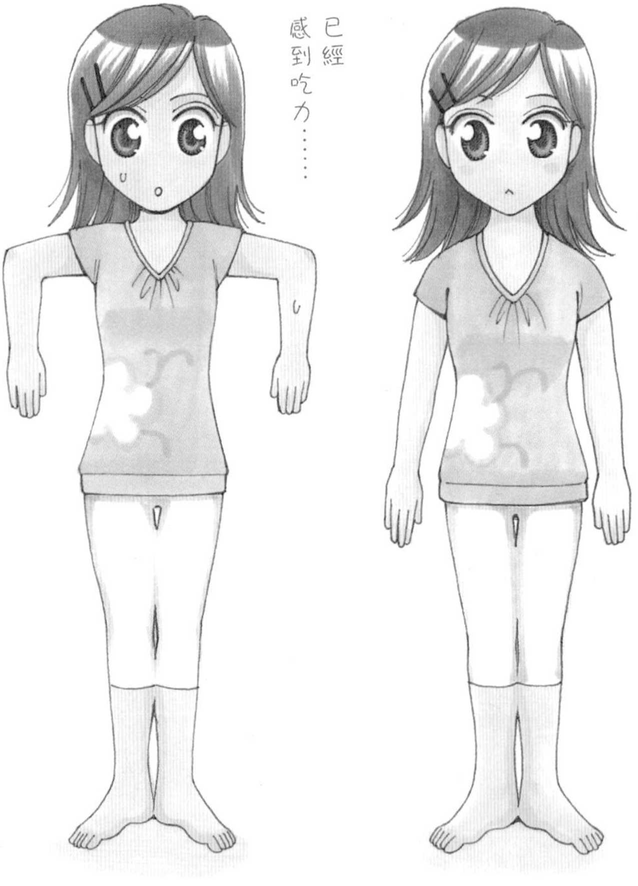

①兩腳打開與肩同寬站立，腳呈反「八」字，手肘張開。

②注意腳跟不要浮起，將兩手肘抬高到肩膀高度。手肘以下和身體平行，放鬆身體力量。

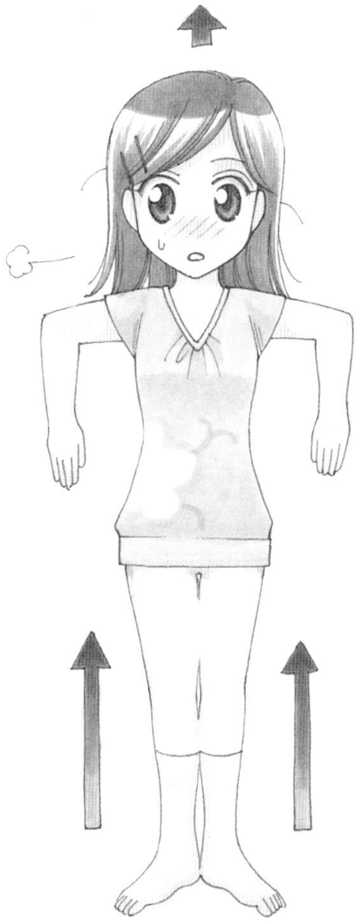

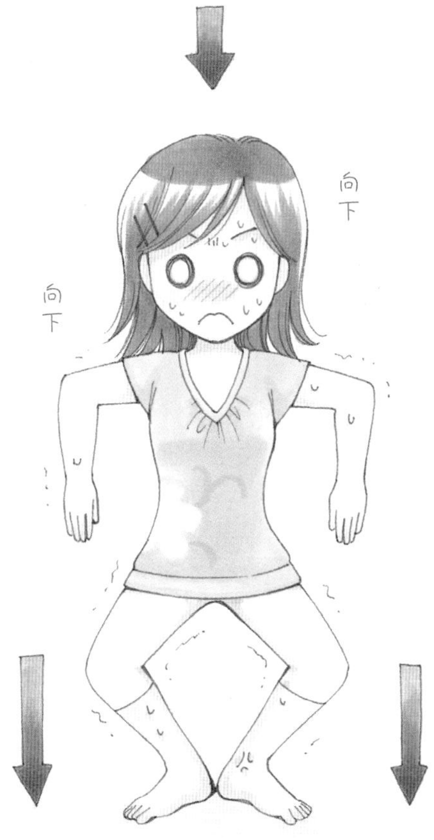

④慢慢回復到②的姿勢。

③以②的姿勢，

彎曲膝蓋到能彎曲的極限。

⑤從②到④，

反覆做不勉強的次數。

★能柔軟完成這項體操，

就表示骨盤順利開始活動。

酸蘿蔔＆飯糰

材料
（3～4人份）

＊蘿蔔	適宜
＊醋	適宜
＊飯（紅米）	2合
＊白芝麻	一大匙
＊橄欖	20粒

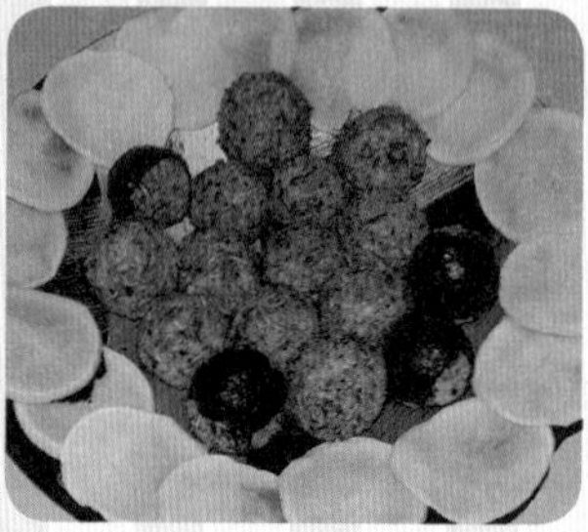

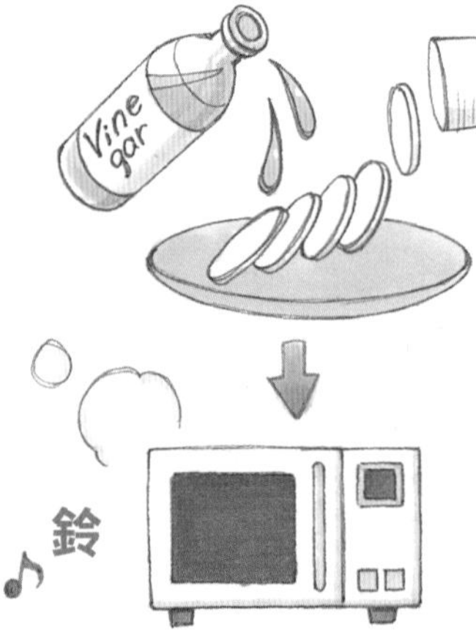

作法

①蘿蔔不削皮，
切成薄的圓片，淋醋，
放入微波爐（500～600W）加熱約8～10分鐘。

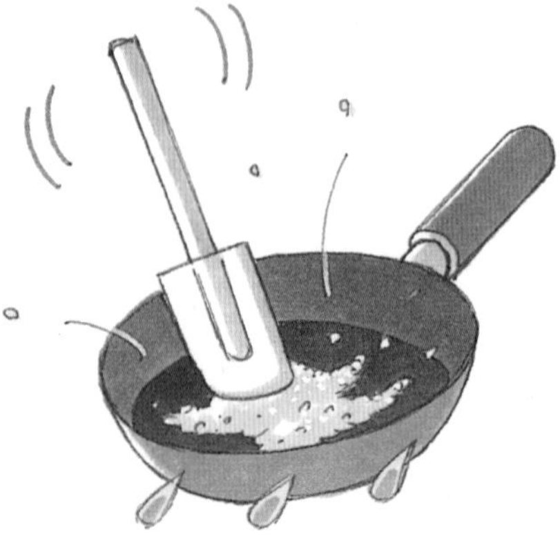

②白芝麻在平底鍋
素炒。

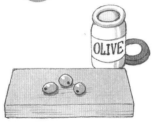

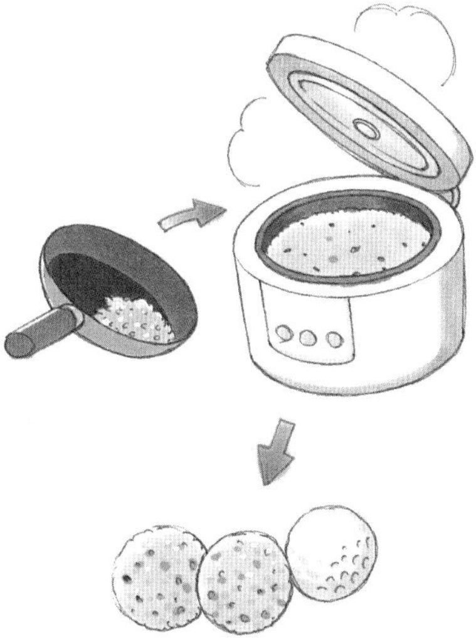

③像平常煮飯一樣煮紅米，
混合②的白芝麻，
做成高爾夫球大小的飯糰。

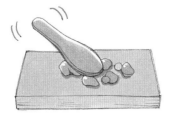

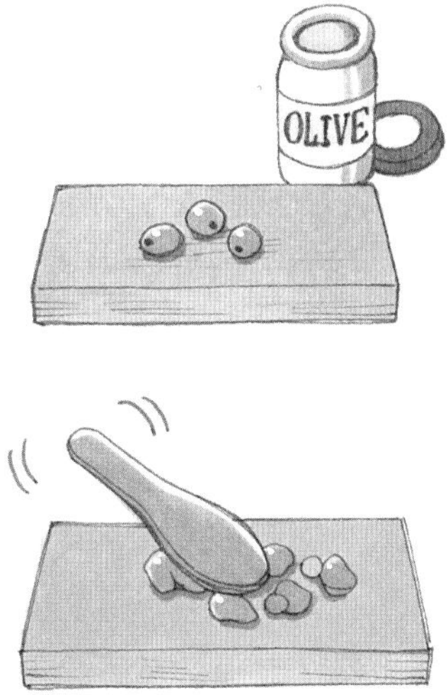

④將 2 ～ 3 個橄欖放在砧板上，
用木製飯勺按壓弄碎。

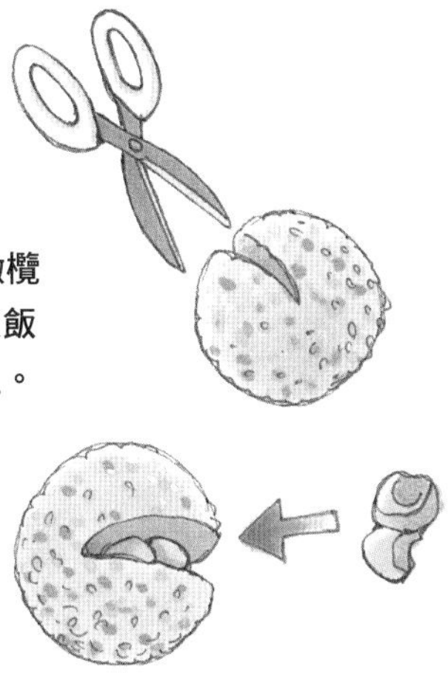

⑤將橄欖
塞入飯
糰裡。

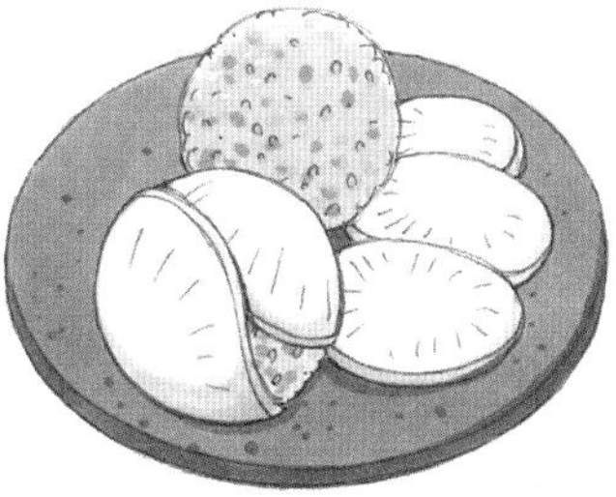

⑥用①的蘿蔔包飯糰一起吃。

★先做飯糰，
注意不要壓扁，
用廚房剪刀剪開，
把橄欖塞進去，
就可以做得漂亮。

★白芝麻和飯混合時，
飯粒就不會沾黏在一
起。

★蘿蔔淋醋後加熱，
可去除苦味和澀味，
使口感變甜。
醋是可以讓硬的食材
變軟的便利素材，
可多加活用。

蘿蔔泥飯糰

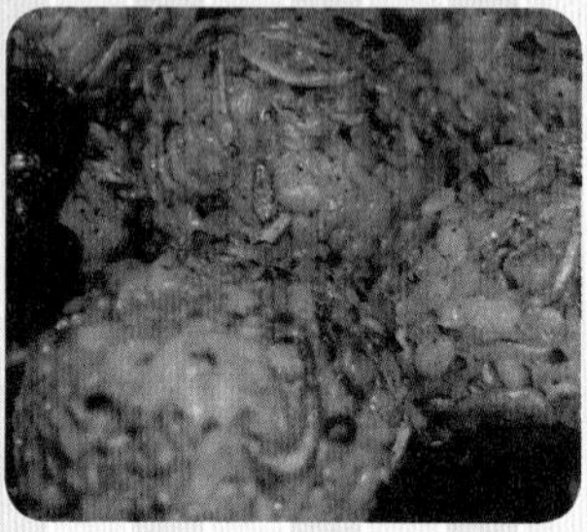

材料
（3～4人份）

＊冷飯　2合
＊蘿蔔泥　1碗
＊吻仔魚　適宜
＊涼麵沾醬（非濃縮的）　1湯勺
＊料理酒　適宜

作法

①將涼麵沾醬倒入蘿蔔泥裡，混合冷飯。

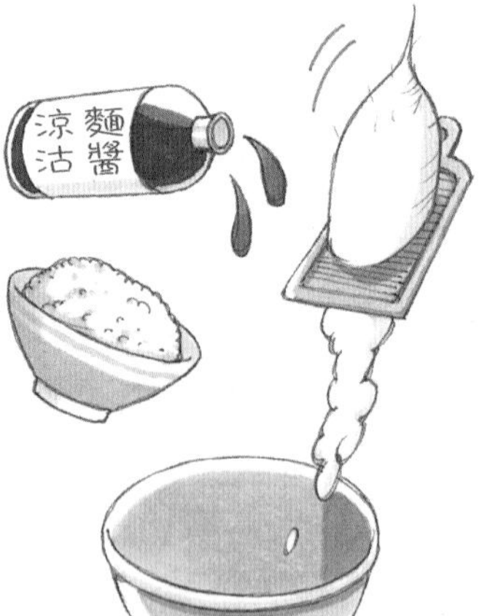

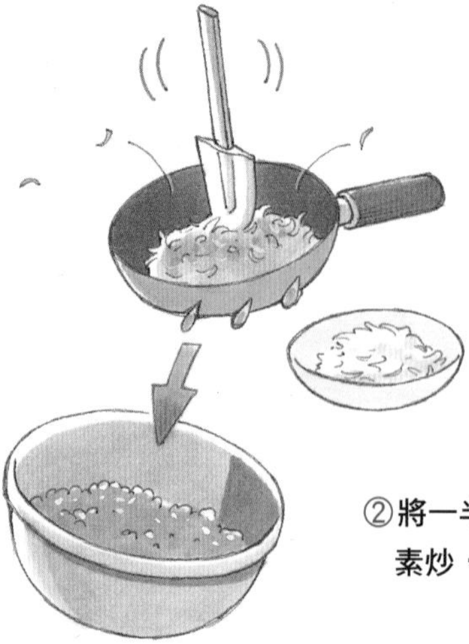

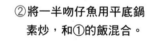

②將一半吻仔魚用平底鍋素炒，和①的飯混合。

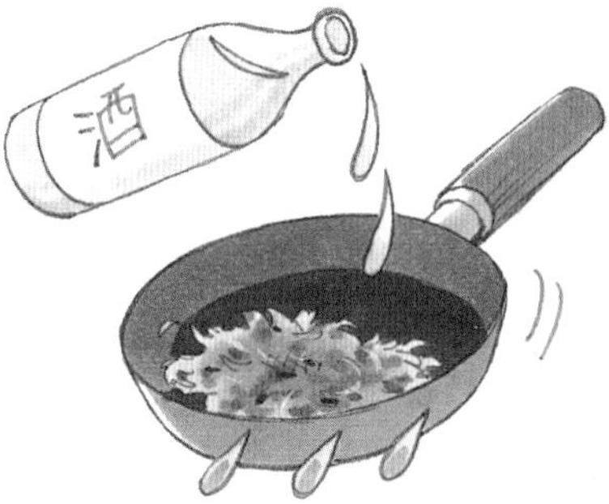

③剩餘的吻仔魚
放入平底鍋，
淋料理酒開大
火炒出焦痕。

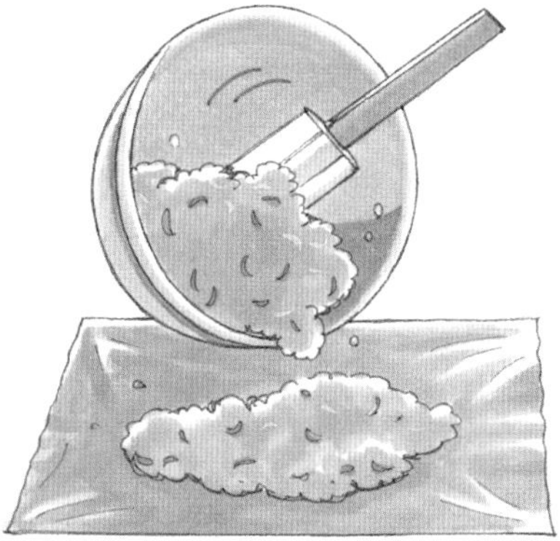

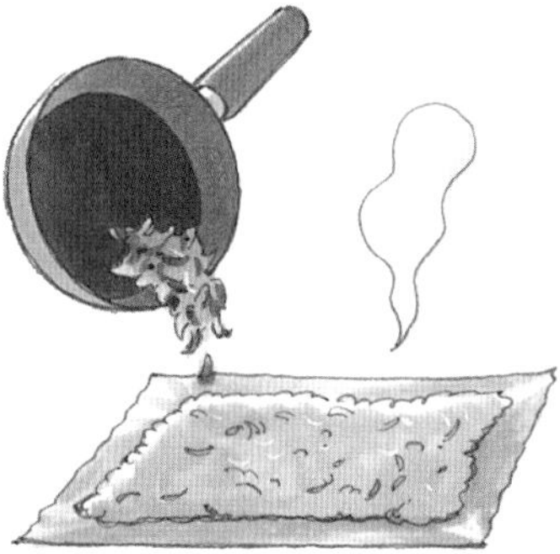

④將②的飯倒在鋁箔紙上，
敞開。

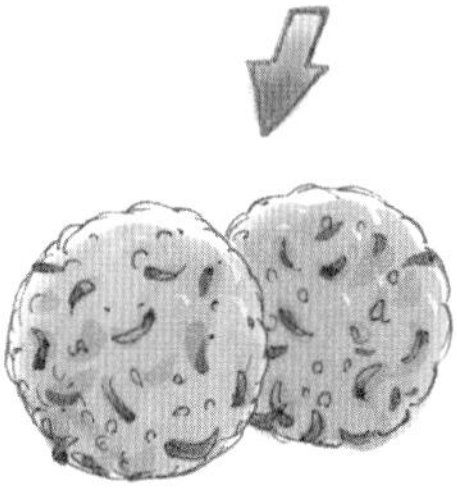

⑤加③的吻仔魚混合，
等飯涼了，
做成高爾夫球大小的
飯糰。

★冷飯和蘿蔔泥混合後，
就不會黏黏的。做飯糰時，
使用湯匙就可以做得漂亮。

★確實入味，
即使少量也會感到滿足。

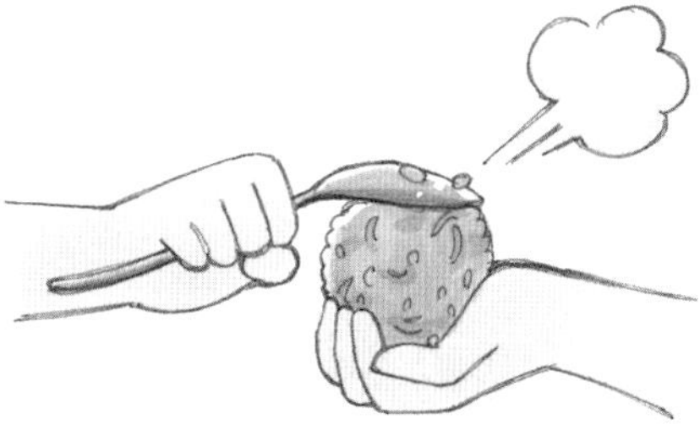

蕪菁葉湯＆蕎麥麵

● 材料 ●
（2 人份）

＊新鮮蕎麥麵　250 ～ 300g
＊蕪菁葉　5 ～ 6 個
＊涼麵沾醬（非濃縮的）　適宜
＊天然鹽、胡椒　適宜

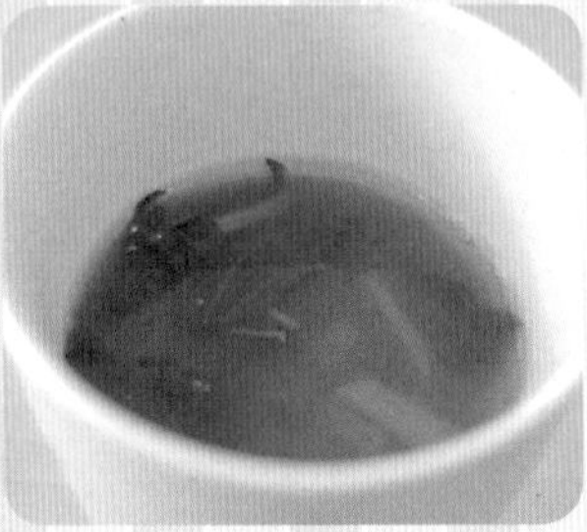

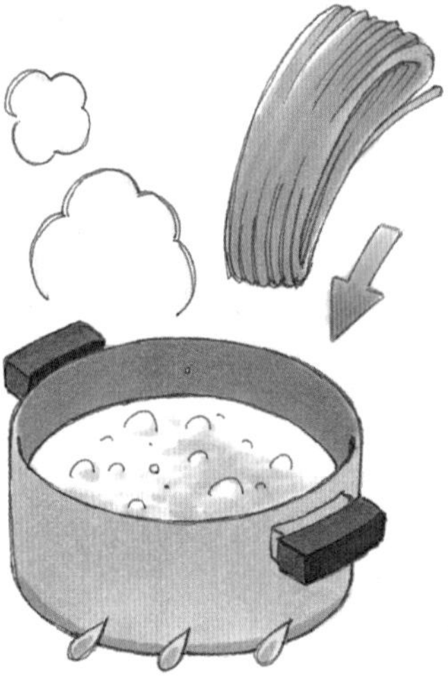

● 作法 ●

①煮新鮮蕎麥麵，煮的湯汁保留在鍋裡。

②蕪菁葉切成約 1 公分長。

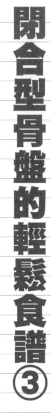

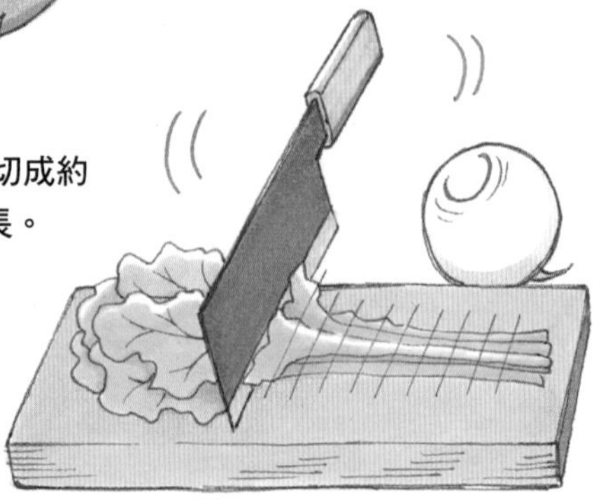

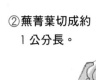

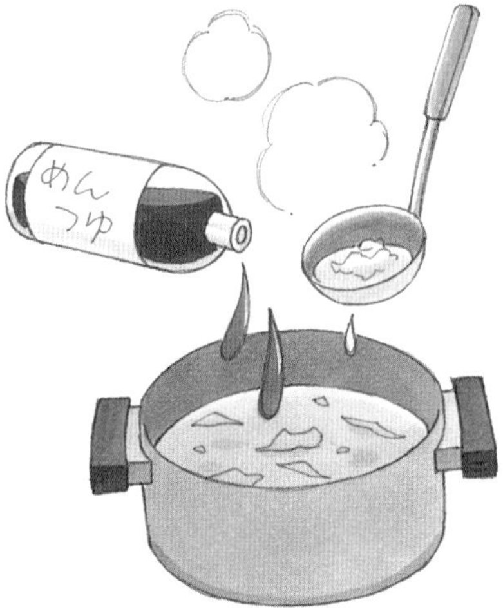

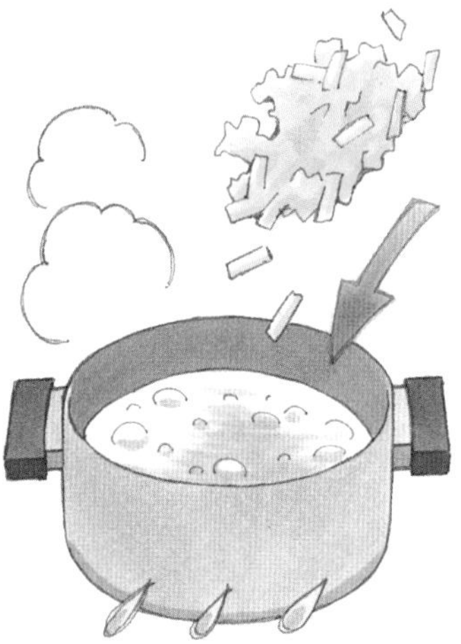

④撈除浮沫，
用涼麵沾醬調味。

③煮沸煮湯，
放入②的蕪
菁葉煮沸。

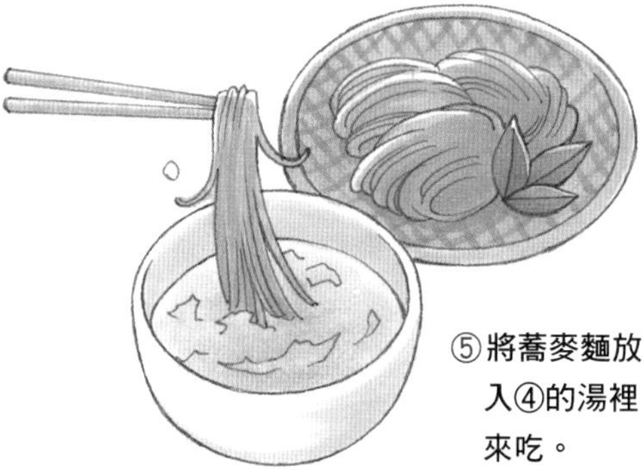

⑤將蕎麥麵放
入④的湯裡
來吃。

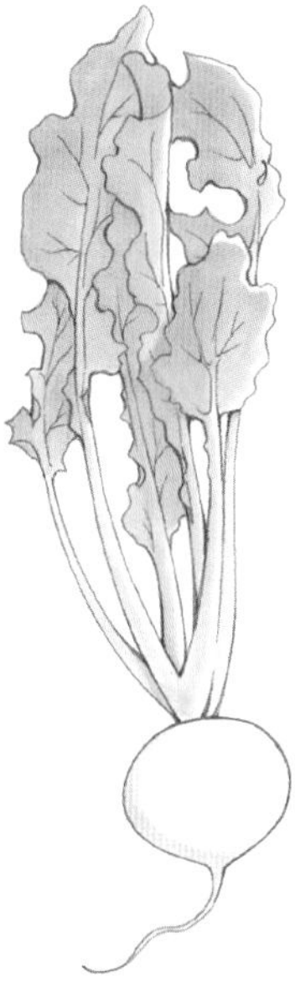

★蕎麥麵含有氨基酸、維他命、多酚之一的蘆丁等。
聽說蘆丁可以分解膽固醇，具有預防動脈硬化、
心臟疾病、腦部疾病的功效。

★天然鹽和胡椒，
是依自己的喜好調整用量來調味。

洋蔥調味醬

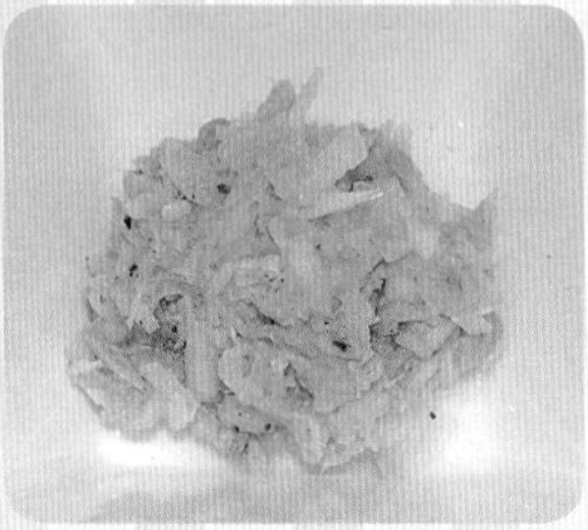

材料

＊洋蔥　1/2 個
＊鮪魚罐頭　1 罐
（淋熱水去除多餘的油）
＊醋　和鮪魚同量
＊天然鹽、胡椒　適量

作法

①切碎洋蔥。

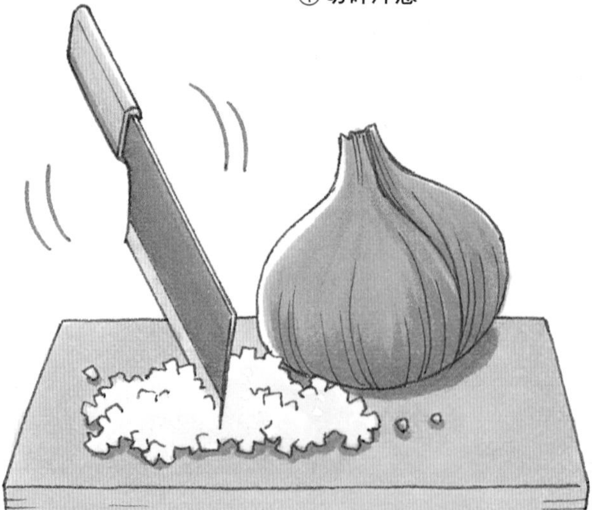

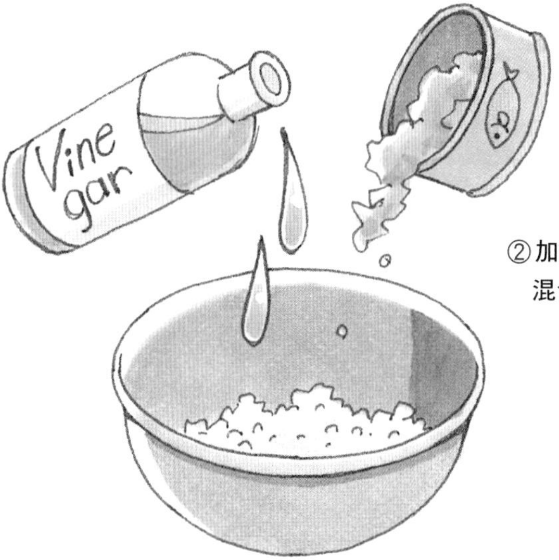

②加鮪魚、醋，
混合。

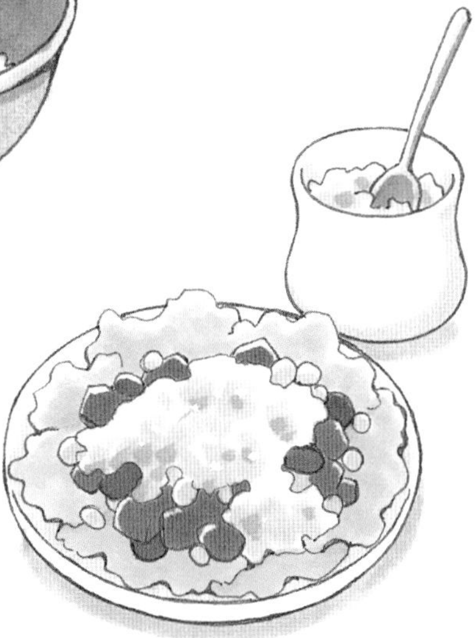

③淋在沙拉上來吃。

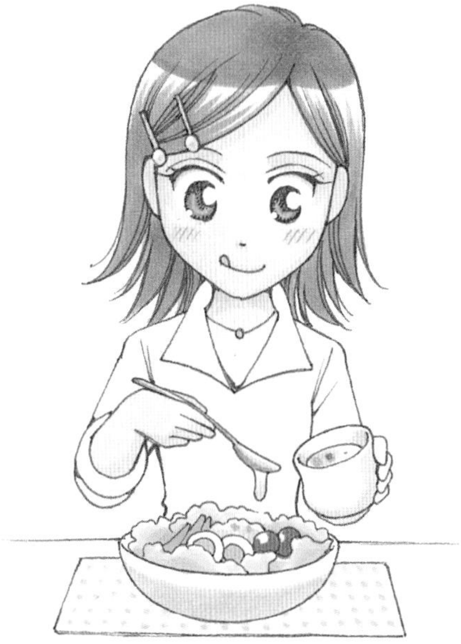

★替代鮪魚罐頭，
加鯷魚也能做出
美味的調味醬。

★天然鹽和胡椒，
是加自己喜好的
量來調味。

利用剩菜的能量米飯

● 材料 ●（3～4人份）

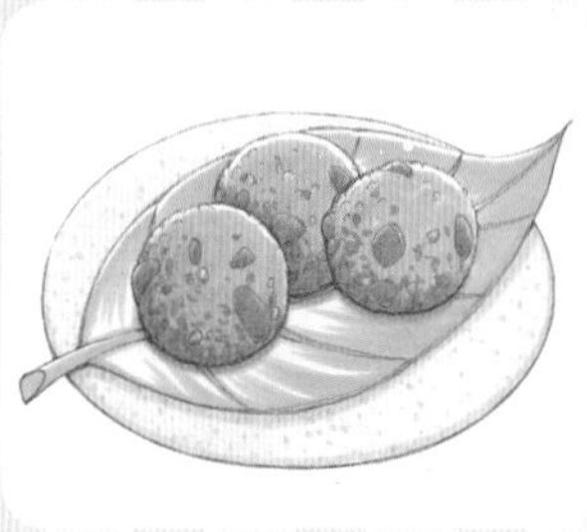

＊胚芽米	2合
＊豬肉（冷凍）	400g
＊洋蔥	1個
＊大蒜	1個
＊煮蔬菜湯汁（減少涼麵沾醬的分量）	約600cc
＊醋	150cc
＊麻油	1小匙
＊涼麵沾醬（非濃縮的）	適宜

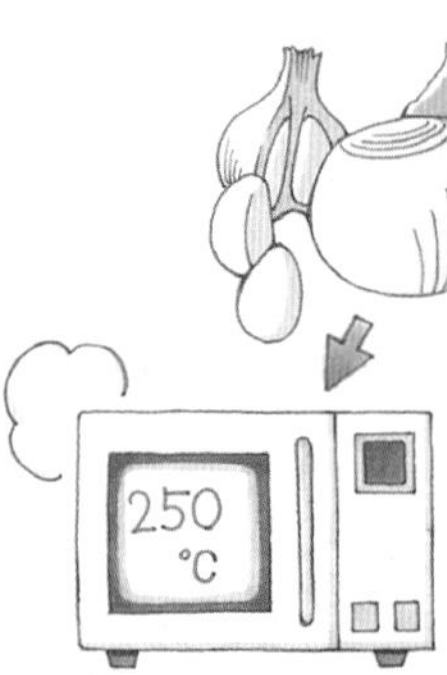

● 作法 ●

①洋蔥、大蒜去皮，
放入250℃的烤箱
烤約20～30分鐘，
烤出焦痕。

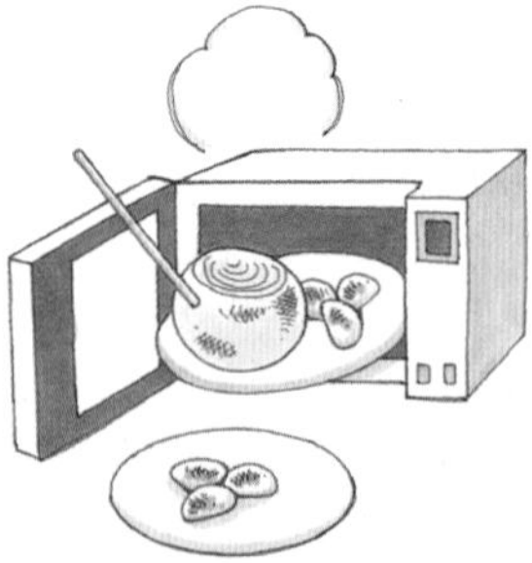

②檢查各個蔬菜的熟度，
注意不要烤過度，
從烤好的蔬菜依序取出。

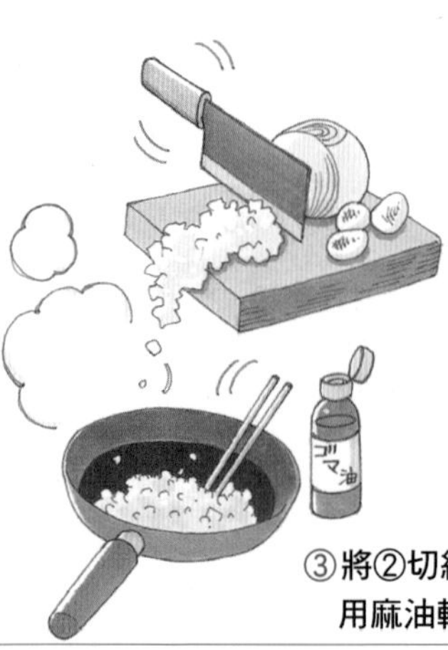

③將②切細，
用麻油輕炒。

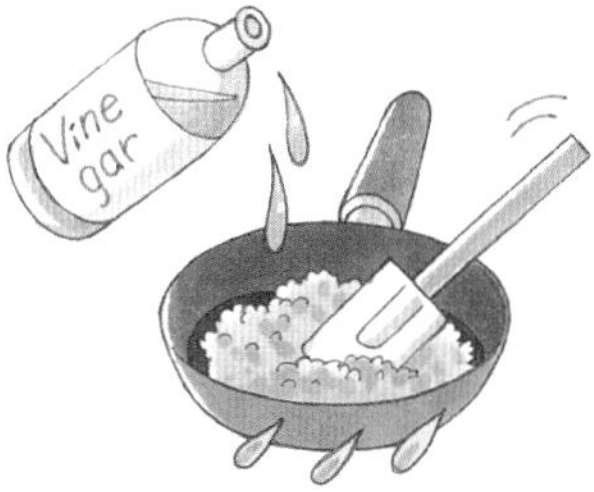

⑤用剪刀把④的
豬肉剪細。

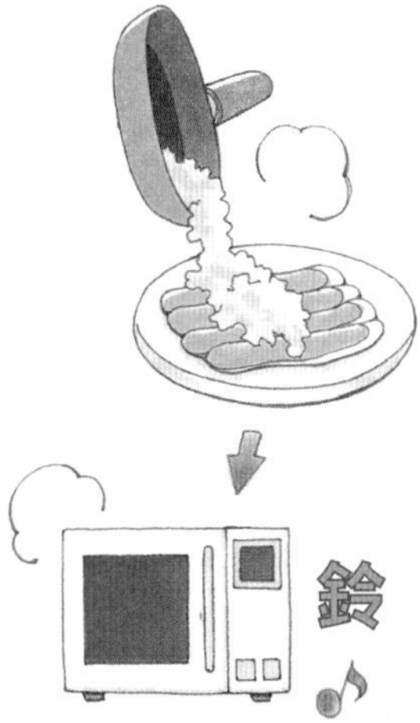

⑥將⑤的豬肉、洋蔥和
大蒜放入已經熱的平
底鍋，加醋，炒到沒
有水氣。

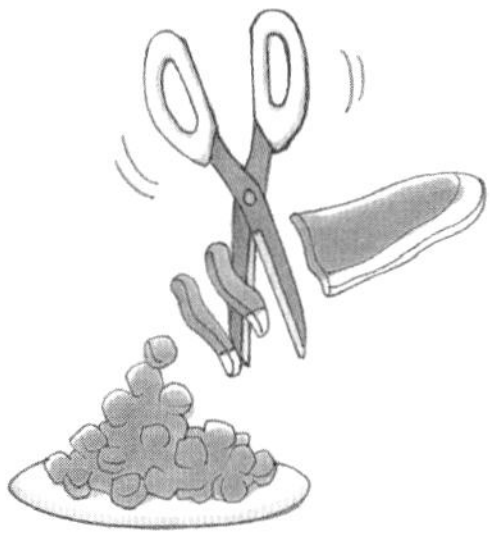

④將豬肉以冷凍狀態放
在耐熱盤上淋上③，
放入微波爐解凍。

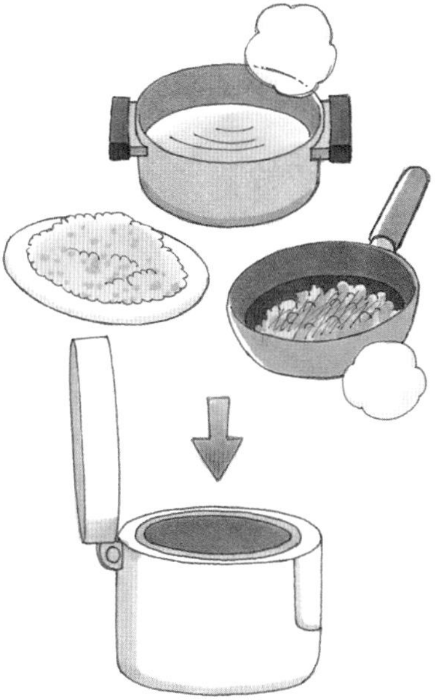

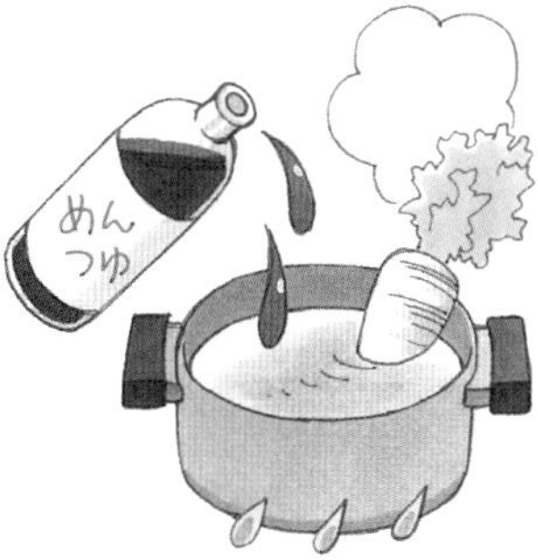

⑦加熱煮蔬菜湯汁，
用涼麵沾醬調味到
可以喝的程度。

★做成飯糰食用就很方便，
請做成小的飯糰。

⑧趁熱把⑦倒入電子鍋，
加胚芽米、⑥，開始煮。
煮好後燜 20 分鐘。

中性的人的進餐時機

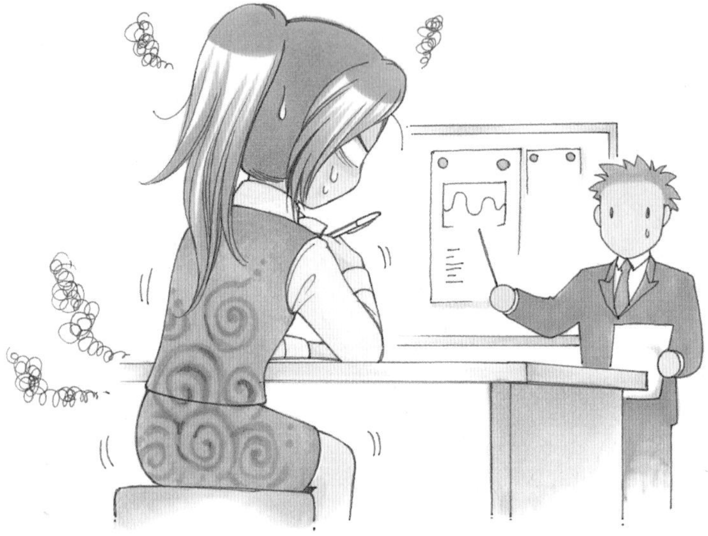

肚子餓了就要確實進餐

從小東西開始吃為致勝秘招，首先喝湯，再開始吃想吃的食物。攝取必要的營養，隔一段時間再就寢，這樣的週期和健康的生活有密切關係。想要塑身減肥，於是不斷忍耐，最後卻大快朵頤一番，這不僅讓忍耐的時間變成壓力，進而發生活性氧。另外，突然暴飲暴食，在夜裡會因為對身體加上壓力而導致失眠。

就寢前吃很多食物時，就容易變成既無法順利排便，而且會帶著殘便感去上班，以致欠缺集中力而發生經常犯錯的窘境。須知，餓肚子的時間越長，吃法就會越不正常。因此，不要讓自己挨餓。

對中性的人有益的食材種類

透過以蔬菜為中心的生活，勤於提高血糖值

肚子餓的時候，即使想提起幹勁做點事，卻頻頻犯錯使情緒惡劣，進而與人發生糾紛或爭執。如果沒有辦法在正確時間充分進餐時，就吃飯糰來提高血糖值。

儘量以蔬菜為主食，極力避免使用油或奶油。加熱蔬菜時，活用微波爐為宜。在第5章介紹的「五菜湯」（P124），可以調整五臟的均衡。將長蔥、韭菜、大蒜、生薑、蔥等切細放入鍋裡，稍微煮沸做成五菜湯，把這道菜湯納入常備菜單之中吧。

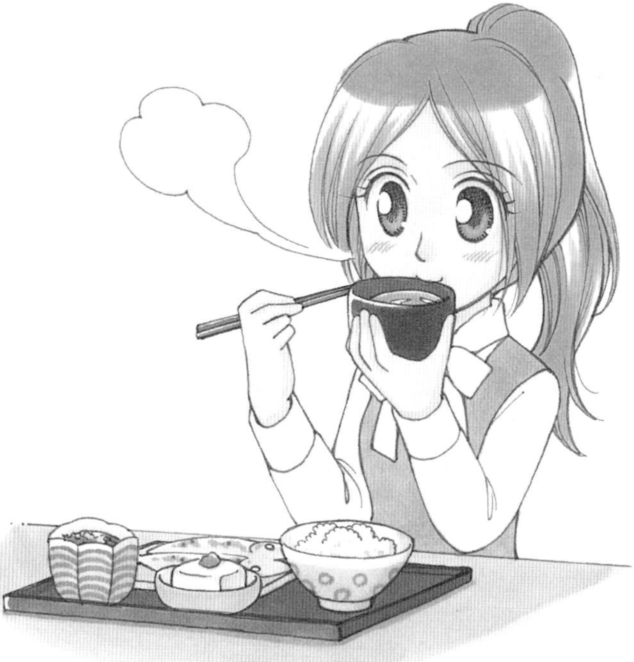

清爽舒適骨盤體操（適用中性的人）

以立姿進行☆閉合骨盤體操

①兩腳打開與肩同寬站立，
腳呈「八」字，
手肘靠緊身體。

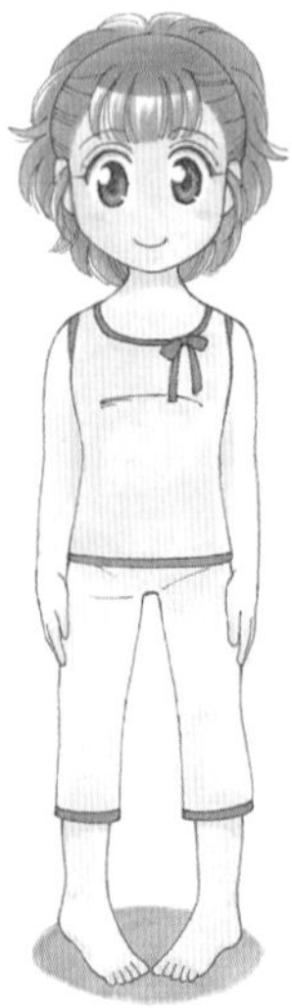

②注意腳跟不要浮起，
將兩手肘貼緊身體，手肘以下
和身體垂直，放鬆身體力量。

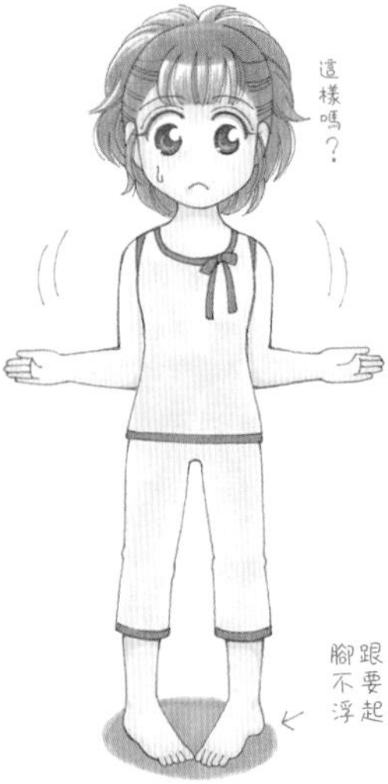

③以②的姿勢，彎曲膝蓋到能彎曲的極限。

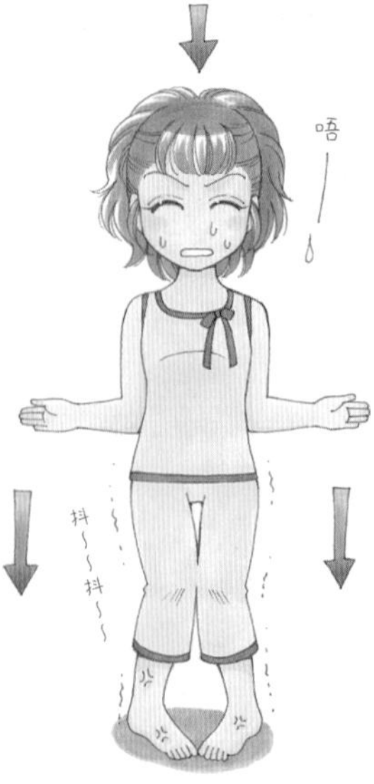

④慢慢回復到②的姿勢。

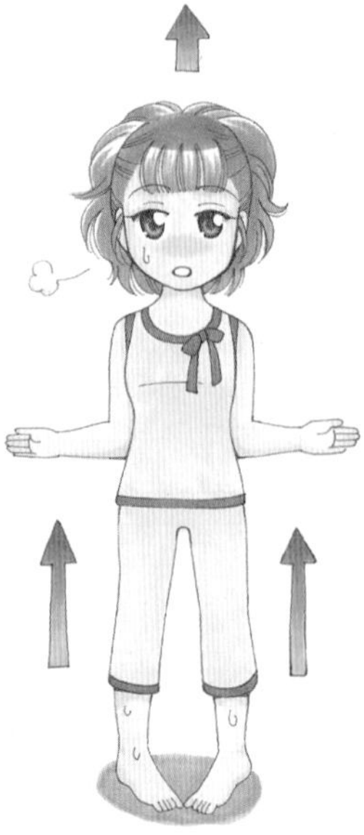

⑤從②到④，
反覆做不勉強的次數。

以立姿進行☆敞開骨盤體操

①兩腳打開與肩同寬站立，
腳呈反「八」字，手肘張開。

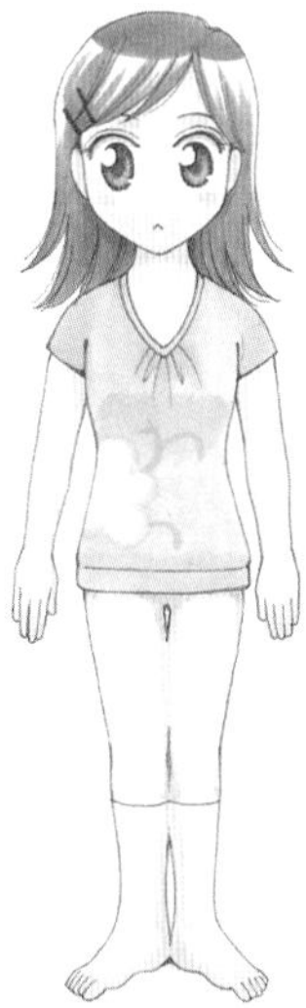

②注意腳跟不要浮起，
將兩手肘抬高到肩膀高度。
手肘以下和身體平行，放鬆身體力量。

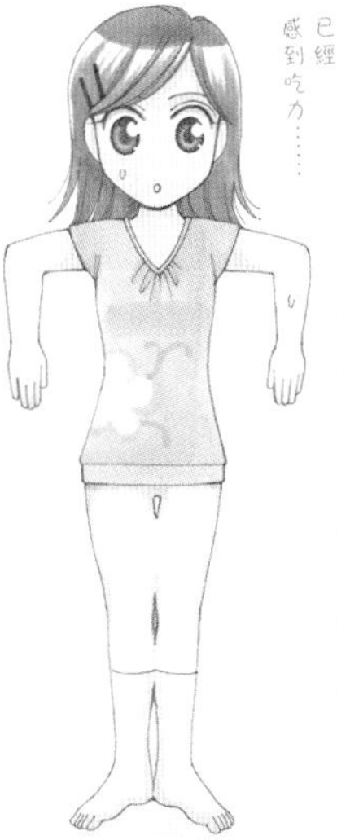

③以②的姿勢，
彎曲膝蓋到能彎曲的極限。

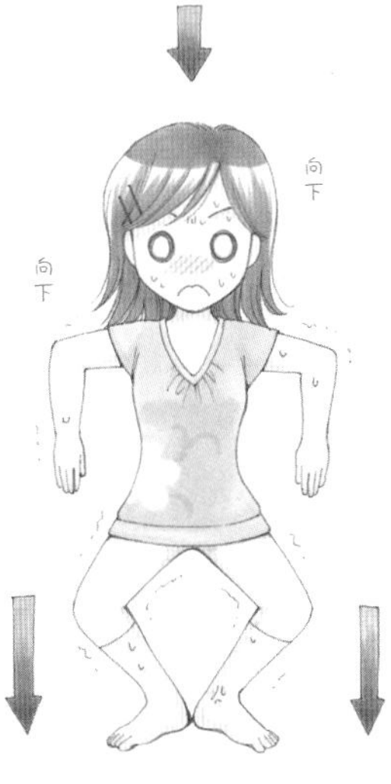

④慢慢回復到②的姿勢。

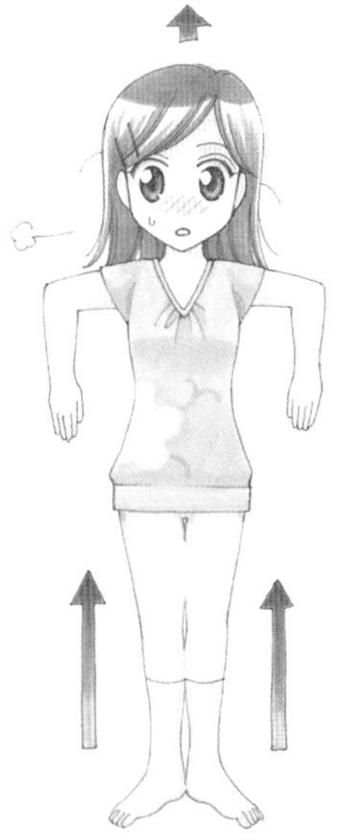

⑤從②到④，
反覆做不勉強的次數。

高麗菜拉麵

買 1 粒高麗菜卻只用了一半，之後就一直留著……。是否有這樣的情形呢？這是為了用完剩下的半顆高麗菜所做的簡單食譜。以高麗菜替代麵條，葉片煮軟後會變甜，非常美味。調味使用現成的拉麵調味包等，接下來就很簡單。

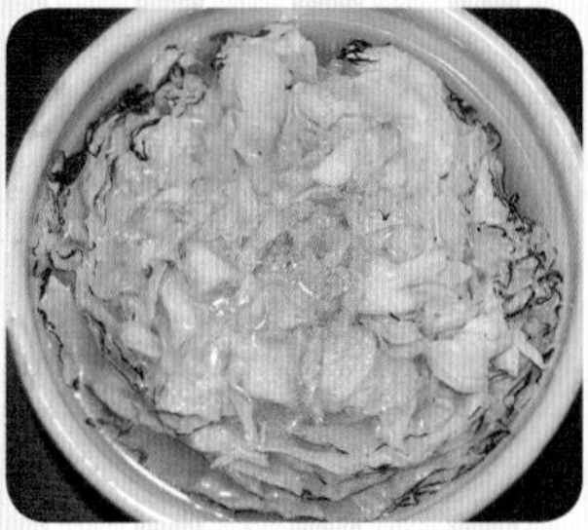

材料

＊高麗菜	1/2 個
＊現成味噌拉麵的調味包	1 包
＊礦泉水	適宜

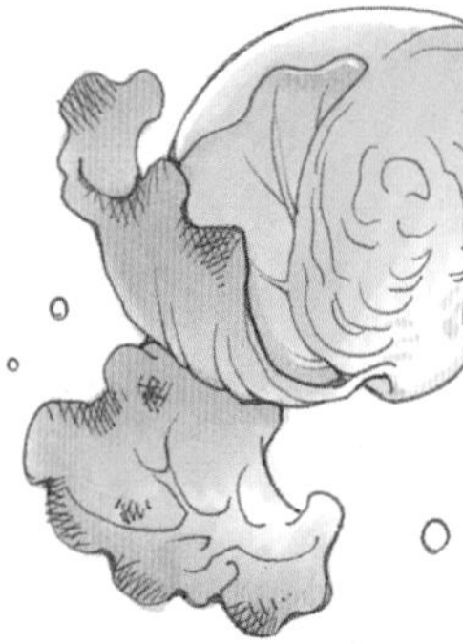

作法

①半顆的高麗菜，剝除爛的表面葉子。

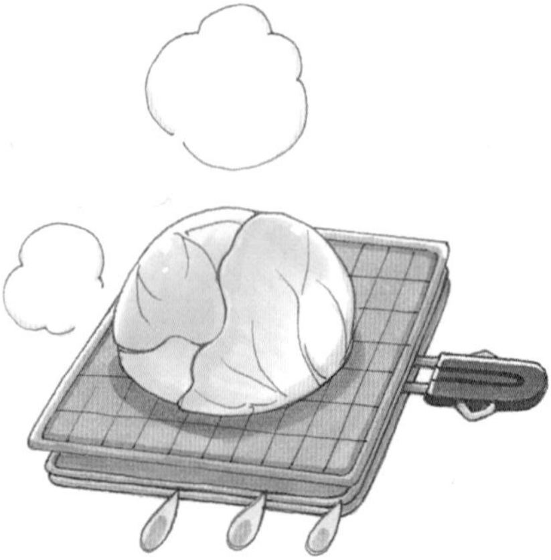

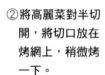

②將高麗菜對半切開，將切口放在烤網上，稍微烤一下。

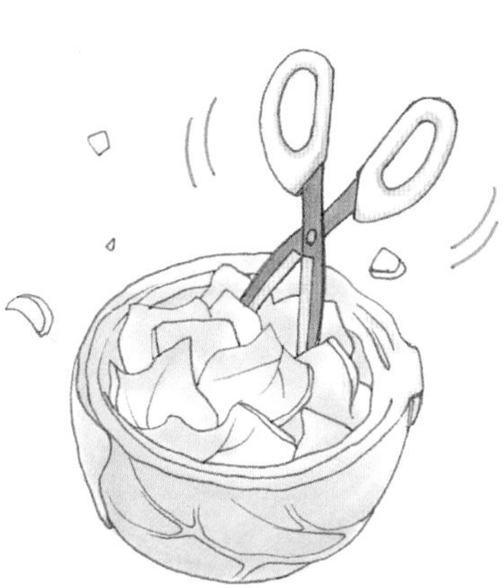

③保留外側的 4 ～ 5 片，
做成槽狀，
用剪刀把內側芯的部
分剪成容易吃的大小。

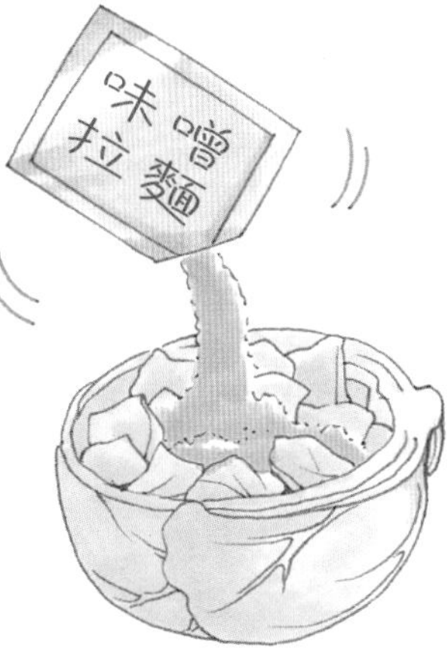

④把現成味噌拉麵的調味包
撒在用剪刀剪開的部分。

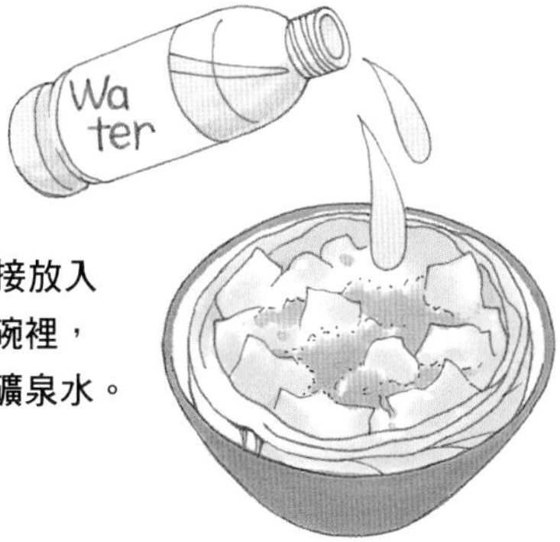

⑤將高麗菜直接放入
拉麵用的湯碗裡，
注入適量的礦泉水。

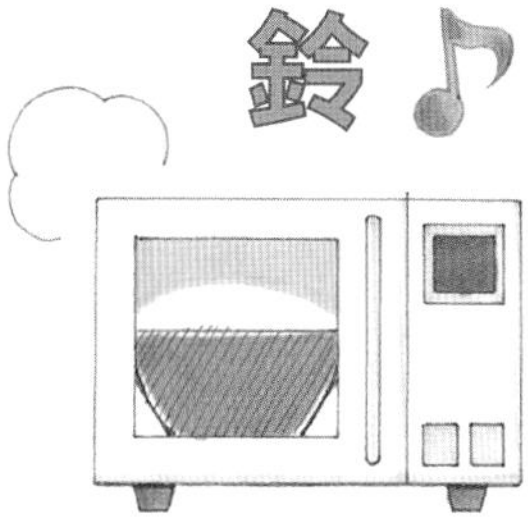

⑥放入微波爐（500 ～ 600W）
加熱約 8 分鐘。

★若沒有現成味噌拉麵的調味包時，
就放入味噌（約 1 大匙）、
將五菜（長蔥、生薑、大蒜、韮菜、蔥各約 1 小匙）切細，
自己做也可以。
★礦泉水使用「曝曬太陽的礦泉水」也 OK ！（參照 P52）

高麗菜拉麵的升級版

升級版．高麗菜拉麵①

*櫻花蝦素炒後，稍微搗碎，和現成味噌拉麵的調味包混合。

*放入電烤爐或烤箱烤約5分鐘，撒在③的高麗菜上。

*放入容器裡加礦泉水，以微波爐（500～600W）加熱約8分鐘。這樣就比基本的食譜加倍美味。

升級版．高麗菜拉麵②

*在以基本食譜製作的高麗菜拉麵裡，加入切成一口大小的麵線（適量）。加豆腐（約1/4塊）。這樣就比只有高麗菜葉，更有飽足感。

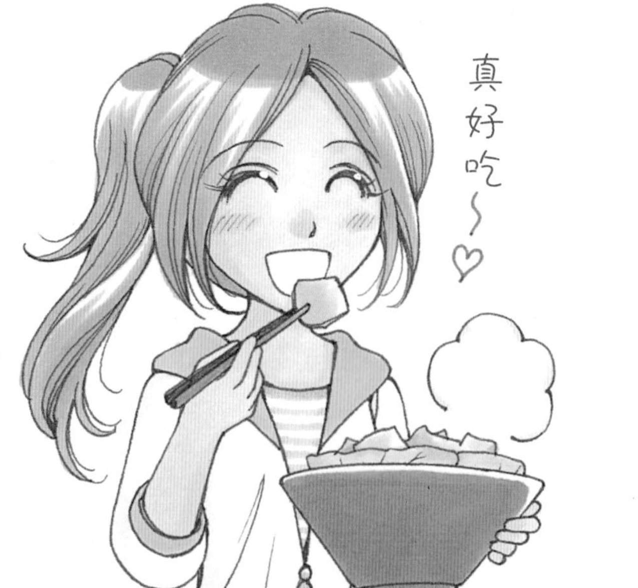

第 4 章

配合生理週期的
終極
美食生活！

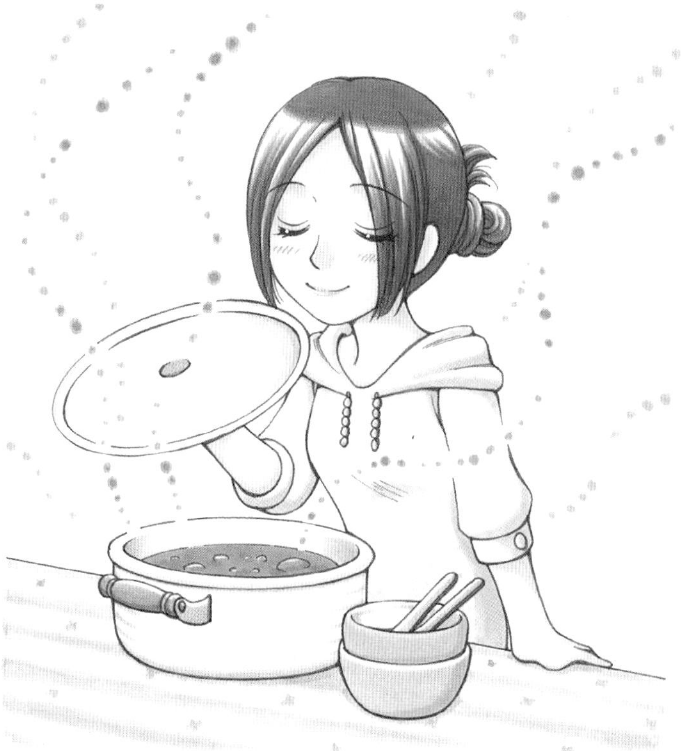

適合現代生活的終極美食建議！

身心都變清淨

肚子餓的時候，僅聞到撲鼻而來的料理味道，或切蔥或大蒜等，飽食中樞就受到刺激，而會感覺已經飽了。最近有關香味的研究進步，聽說嗅聞葡萄柚的香味，即可提高基礎代謝，燃燒脂肪。

我覺得，做料理的人受益最大。這主要是在烹調中就慢慢感到飽了，有人在食用這些美肴時就會引起幸福的氛圍。

尤其食量小的人，僅嗅聞氣味就會覺得飽了。因此，這對塑身減肥來說是非常有效的。自己在烹調中，肚子漸漸飽了，結果就變成無法再吃必要以外的食物。

飲食簡單時，就能排除所有多餘的東西。能夠做到終極的美食生活&環保生活，結果，身心都能夠變得清淨舒適。

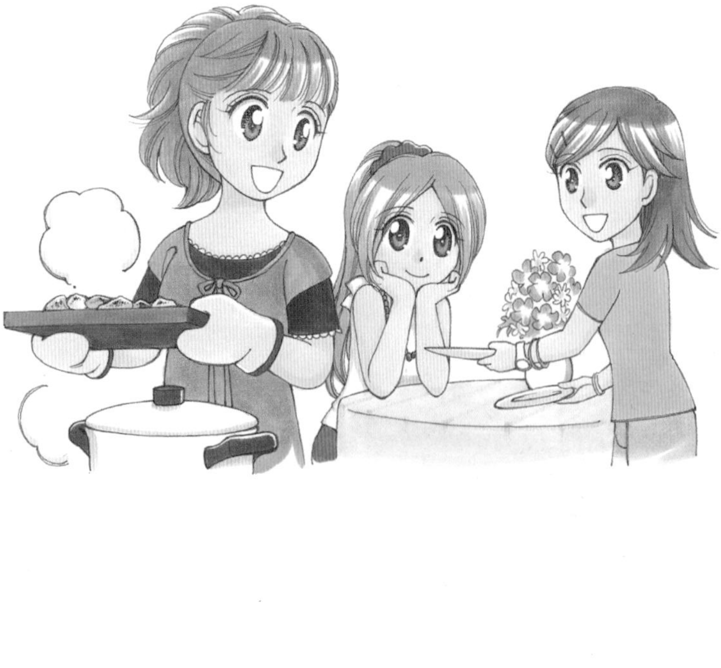

1日花15分鐘做準備，就完美

「最先喝湯」的飲食生活！

之前已經提過好幾次，進餐的一開始先喝湯，可以提高血糖值，是使骨盤清爽舒適塑身的基本。提高心跳數、呼吸數、脈搏數，血糖值也提高時，再吃肉或魚，就能順利消化。

本章是介紹基本湯類的作法。基本的湯，有蕃茄底、奶油底、蔬菜底這3個種類。花15～20分鐘準備，之後就只要在鍋裡煮就完成，在假日或有時間時，不妨做做看。做較多量時，可分成小份冷凍。不只做湯使用，亦可作為淋在肉或魚上的調味醬或義大利麵醬使用，只需加熱，隨時都能輕鬆品嘗。

而且，我還要建議「使用大湯碗喝湯！」。盛裝在大湯碗裡，看起來會更美味好吃。

如果想作成正式晚餐，可在湯上撒帕門森起司或溶解的起士等，再放入烤箱烘烤表面。製作烤箱料理時，請使用耐熱加工的容器。

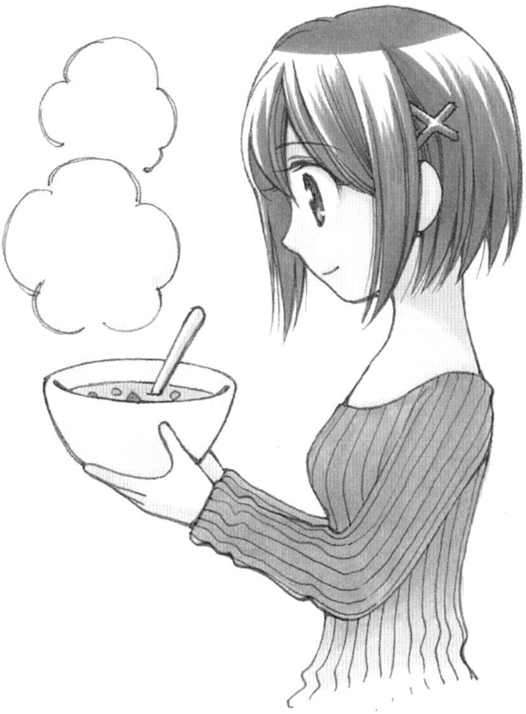

透過所吃的食物使身體充滿活力的方法

在食物和生活習慣上多加注意，
使全身上下變得清淨有活力！

挑戰！取得有活力的身體

＊大蒜有助於脾臟功能

脾臟
聽說是引起心情鬱悶的臟器。

▼挑戰▼
有活力地健行、外出用盡熱量，
使情緒清爽舒適！

＊黑米所含的多酚，使肌膚有活力

皮膚
因營養不足或乾燥，皮膚會出現黑斑或皺紋！

▼挑戰▼
食用含多酚的食品、在浴缸放鹽泡澡，使皮膚活性化。攝取過多砂糖會讓身體乾燥，須注意。

＊控制飲食，胰臟就開心

胰臟
胰臟腫脹時，會對脾臟加上負擔。

▼挑戰▼
進行蘋果減肥等，排除吃過多。

＊蔥使心臟活性化

心臟　心臟是負責對體內輸送血液的重要任務。
心臟活潑活動時，好奇心也會旺盛。

▼挑戰▼
透過沐浴流汗，排出累積在體內的水分，
減輕心臟的負擔。

＊女性有力的夥伴，杏子、石榴、無花果等

女性荷爾蒙分泌　荷爾蒙的分泌不良時，
身體就有不適的傾向。

▼挑戰▼
食用綠紫蘇、杏子等，可促進荷爾蒙分泌。

＊利用香辛料使小腸的功能活潑

小腸　吃過多或燃燒不佳時，糞便就會阻塞，
對心臟帶來負擔。

▼挑戰▼
注意不要吃過多，攝取辣的食物溫熱腹部。

＊預防乾燥、身體溫熱時，肺臟就有活力

肺臟
皮膚呼吸不佳就會形成負擔，而容易在喉部或支氣管引起毛病
▼挑戰▼
利用長蔥或生薑等食材，努力溫熱身體。

＊頭痛或情緒不穩定時，溫熱耳朵就能改善

腎臟
和耳朵相關連的腎臟功能下降時，就會引起不穩的情緒。
▼挑戰▼
將佐料或生薑湯納入飲食，溫熱身體。
活動身體促進血液循環，提高增血效果也很重要。

＊對肝臟加上負擔，就會引起焦躁情緒

肝臟
眼瞼的中央萎縮，眼睛變成三角形，臉色發青時，就要多加照護肝臟。
▼挑戰▼
麵類或碳水化合物的糖值高，會對肝臟加上負擔。俱有利尿作用的蘋果，能過活化功能的蛤或蜆，都可以多多食用。

＊和水分的吸收或排泄有很大關聯性的大腸

大腸
如果沒有留意給水、排水，可能會引起下痢或膀胱炎等症狀。
▼挑戰▼
加入糙米促進排便，
透過沐浴促進冒汗作用。

＊吃過多會引起各種疾病

胃
對胃加上負擔，也會影響脾臟，容易變成憂鬱狀態。
▼挑戰▼
努力適量攝取對身體必要的當季食材。

＊不耐虛寒的子宮，以溫暖下半身來保護

子宮　懷孕中，讓腹部溫暖、血液循環良好為理想。
　　　沒有懷孕的時期，讓下半身溫暖，情緒也會跟著變好。
▼挑戰▼
寒冷時期，以健行等方式活動整個腳的肌肉。
辣味的食材也有效果。

＊手腳或下半身冰冷就不容易入睡

膀胱　膀胱功能降低時，會引起排尿障礙，對腎臟也有影響，
　　　會有不安或恐懼的情感，而使情緒低落。
▼挑戰▼
泡臀浴（P122）溫熱下半身或腎臟，使情緒開朗。

使用蕃茄的洋風湯

● 材料 ●
（600cc 份）

＊蕃茄	4～6 個 （使用蕃茄罐頭時　1 罐）
＊大蒜	小 1 個
＊礦泉水	1200cc
＊天然鹽、胡椒	適宜

基本的湯① 蕃茄底

● 作法 ●

①蕃茄放入微波爐加熱，
變軟。

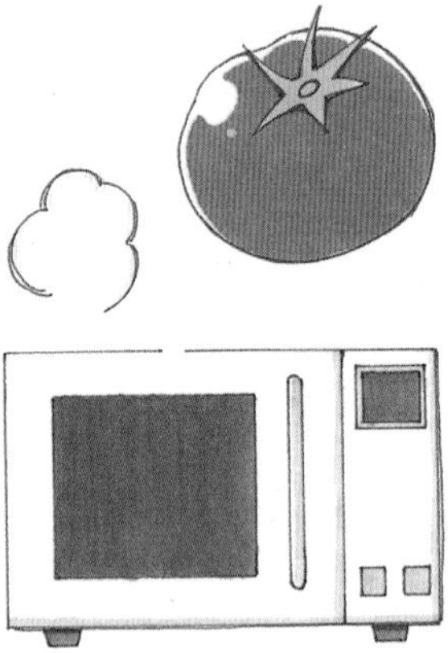

②放在烤網上，
烤到表面有點烤色。

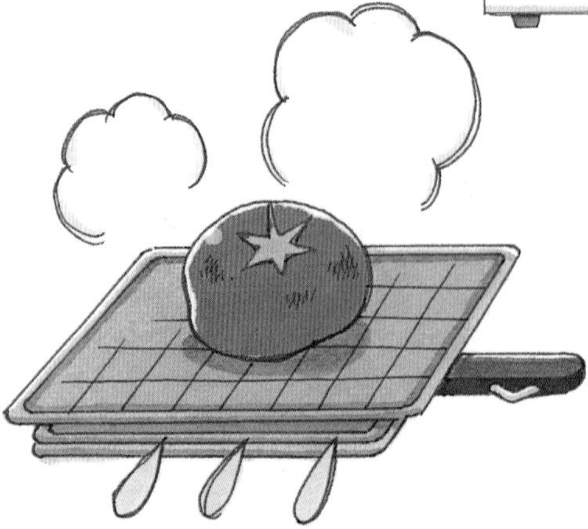

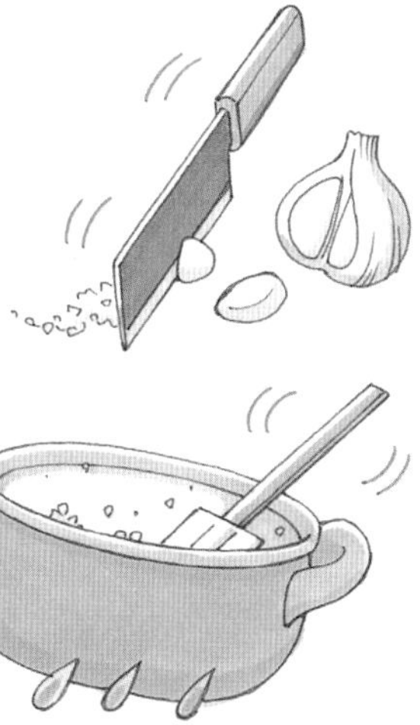

③大蒜切末，不加油，
用大鍋炒。

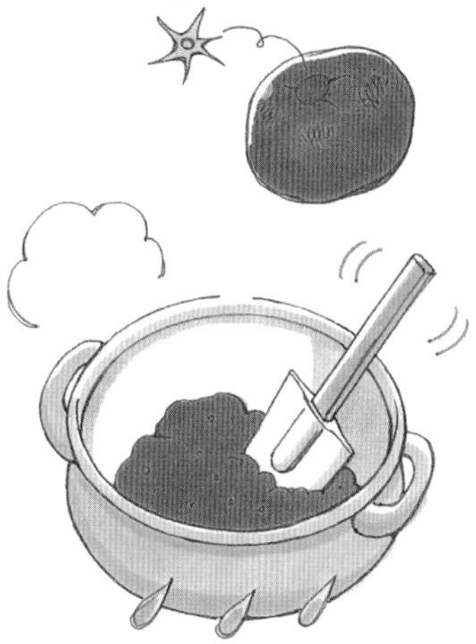

④將②的蕃茄去蒂，
放入③的鍋裡，
搗碎。

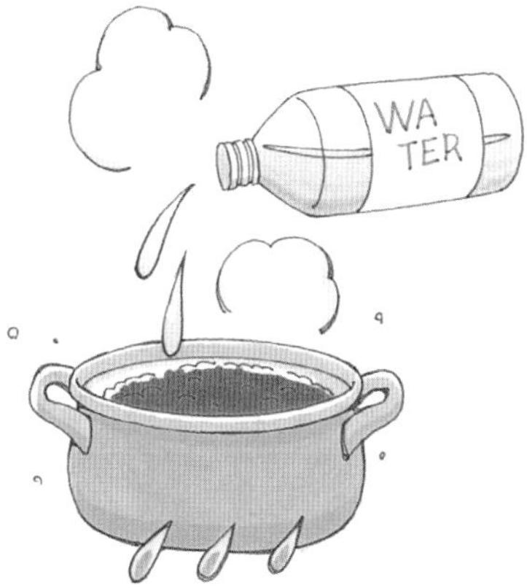

⑤倒入礦泉水，
燉煮。

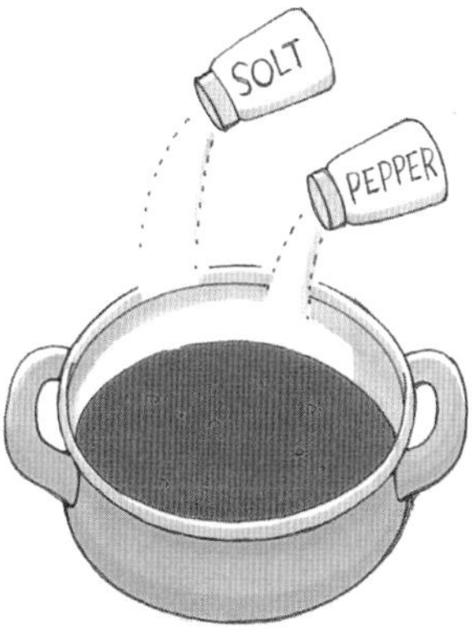

⑥燉煮到整體的量變成約一半時，
撒天然鹽、胡椒調味。

★使用蕃茄罐頭時，就從③的作業開始做起。
在④的水分煮到剩一半時，再注入礦泉水。

★注入礦泉水之前的湯，可以作為義大利麵醬使用，
或撒鹽、胡椒塗在麵包上也很美味。

★礦泉水使用「曝曬太陽的礦泉水」也 OK ！（參照 P52）

貝類蕃茄湯

材料
（2人份）

＊基本的蕃茄湯（P100）	600cc
＊罐裝玄蛤	1罐
＊罐裝扇貝	1罐
＊大蒜磨泥	1大匙
＊白葡萄酒	適宜

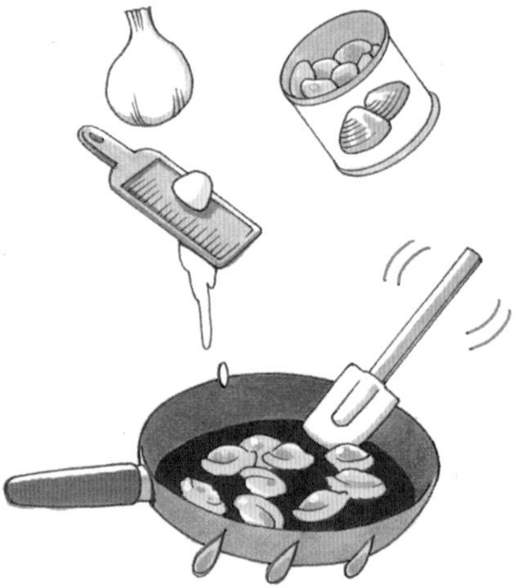

作法

①玄蛤和半量的大蒜泥一起放入平底鍋，開中火炒。

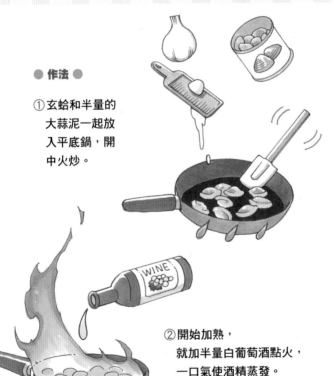

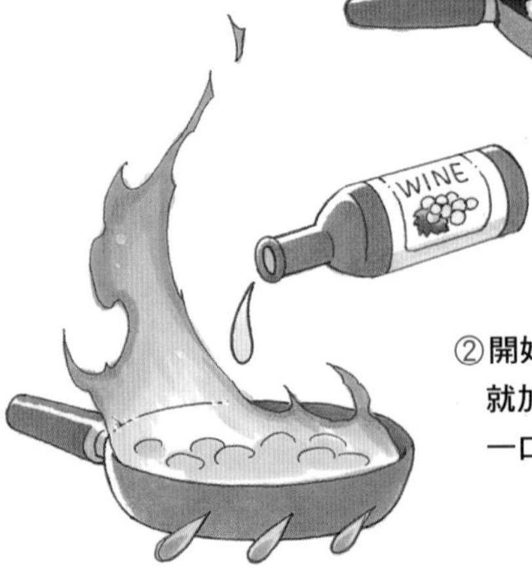

②開始加熱，就加半量白葡萄酒點火，一口氣使酒精蒸發。

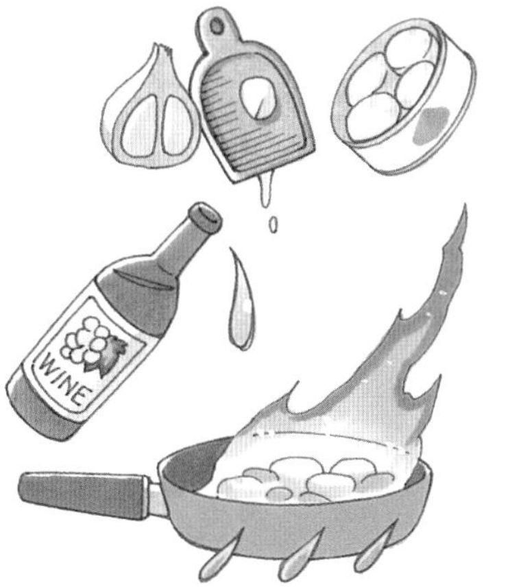

③扇貝也一樣，
和剩下的大蒜泥一起炒，
倒入剩餘的白葡萄酒，
點火使酒精蒸發。

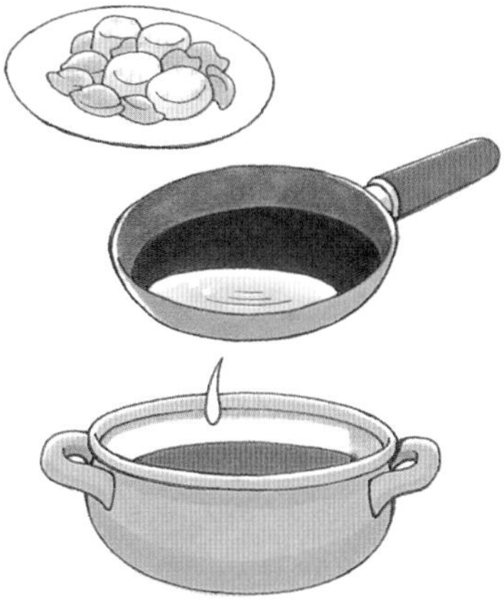

④將②和③的平底鍋
內的貝類湯汁，加
在蕃茄湯裡。

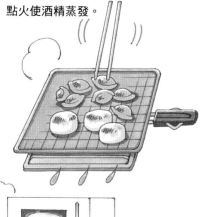

⑤玄蛤和扇貝放在烤網上烤。
如果使用烤箱就以
250℃烤約 7 ～ 8 分鐘
（帶有金黃色烤色的程度）。

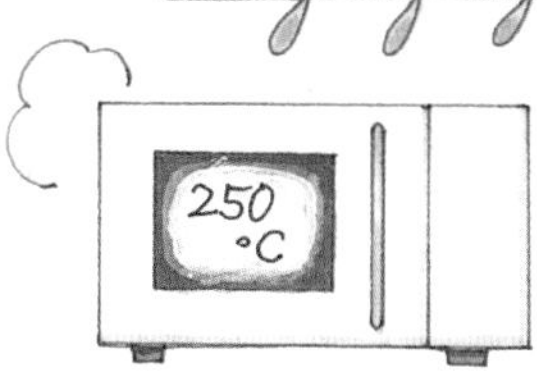

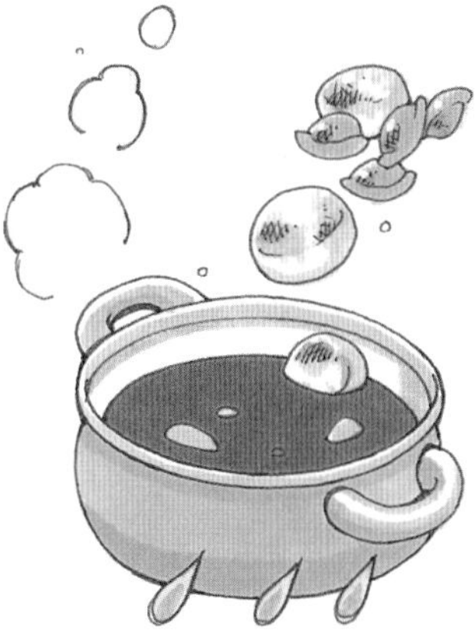

⑥ 將烤好的玄蛤和扇貝
放入熱的蕃茄湯裡。

★替代扇貝，
使用蜆也美味。

★炒大蒜時，
不要加油。
帶有一點焦色，
會更香又美味。

基本的湯② 奶油底

使用豆漿的奶油湯

● 材料 ●
（600cc 份）

＊帶骨雞腿肉	400g
＊大蒜切末	小 1 個
＊豆漿	1200cc
＊馬鈴薯	2 個
＊天然鹽、胡椒	適宜

● 作法 ●

①帶骨雞腿肉
放在烤網上，
烤到有點焦色。

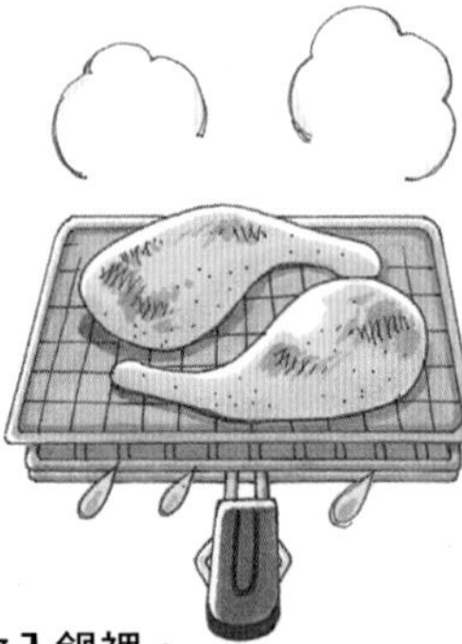

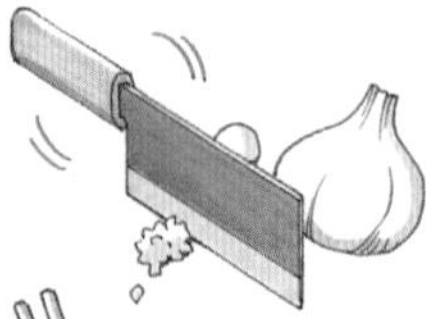

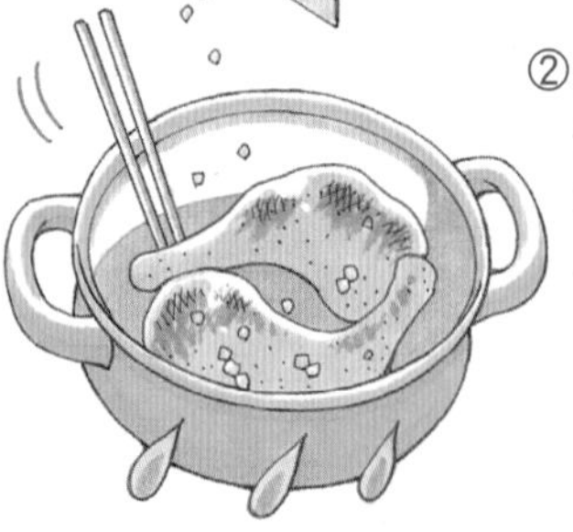

②大蒜切末放入鍋裡，
也放入烤過的雞肉，
不加油，
一起炒。

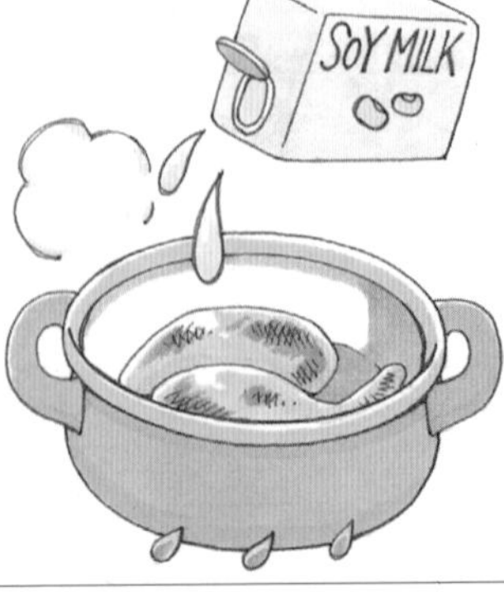

③將豆漿一點
一點倒入②
的鍋裡，煮
到沸騰。

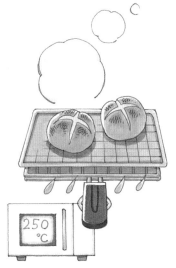

④在馬鈴薯的皮上畫十字刀痕，
連皮一起放在烤網上烤。
如果使用烤箱，就以 250℃烤約 30 分鐘。（烤熟，以金黃色的烤色程度為基準）

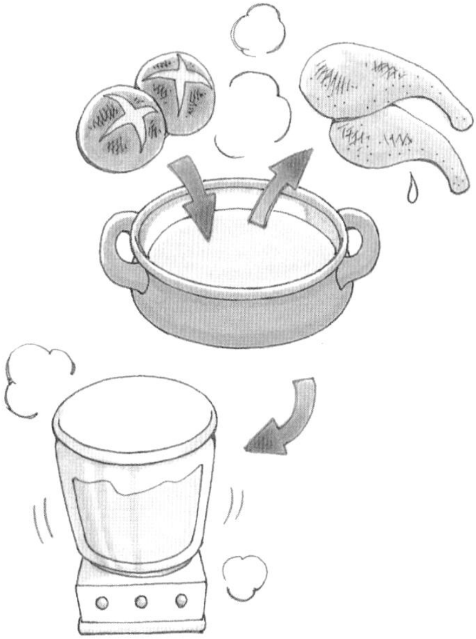

⑤從鍋裡取出雞肉，
和③的湯、④的馬鈴薯
一起用果汁機攪拌混合

★馬鈴薯是連皮一起使用，因此選購貼有有機蔬菜標籤的產品為宜。

★天然鹽和胡椒，是依自己的喜好斟酌用量來調味。

※ 在⑤取出的雞肉，也可以使用在 P106 介紹的「雞肉奶油湯」，這樣的吃法也很推薦。

● 材料 ●

＊帶骨雞腿肉（製作基本湯時使用的種類） 400g

＊醋 150cc ＊大蒜 2～3 片

● **作法** ●

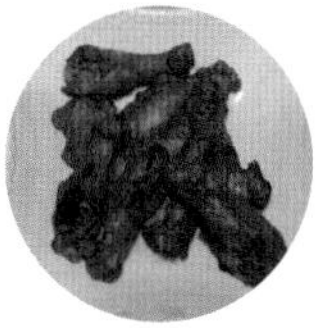

①加熱鐵氟龍加工的平底鍋，炒大蒜。

②將雞肉放入①裡，炒到帶一點焦痕。

③將醋倒入②裡煮沸，煮到醋變成褐色。

★ 雞肉用醋炒煮，煮到連骨頭都變軟，吃起來更美味。

奶油底的變化型

雞肉奶油湯

● 材料 ●
（2 人份）

＊基本的奶油湯（P104）	600cc
＊帶骨雞腿肉（製作基本湯時使用的種類）	400g
＊天然鹽、胡椒	適宜

● 作法 ●

①將製作基本湯時使用的雞肉，
再次放在烤網上烤。

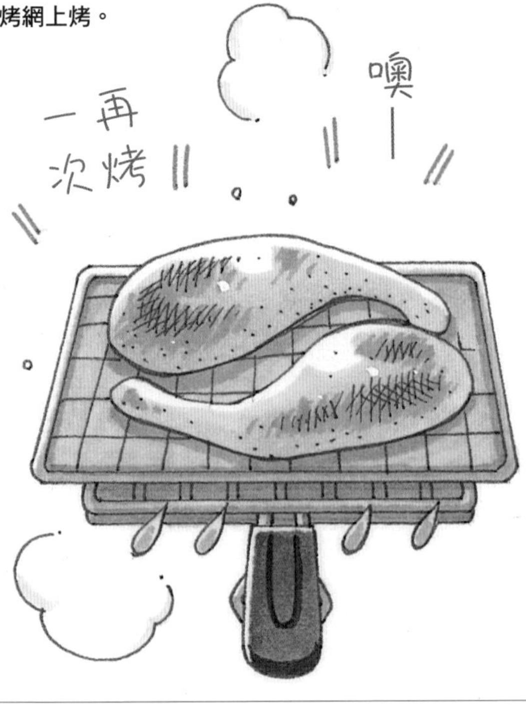

②煮沸奶油湯，放
入①的雞肉。

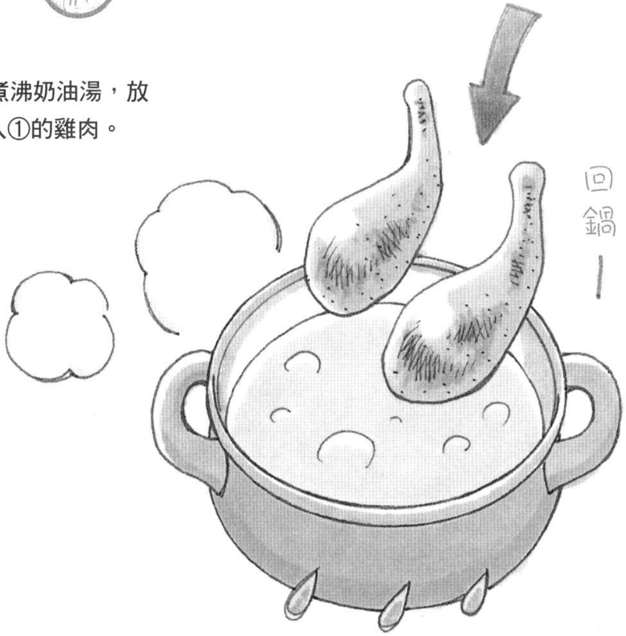

③撒天然鹽
和胡椒調味。

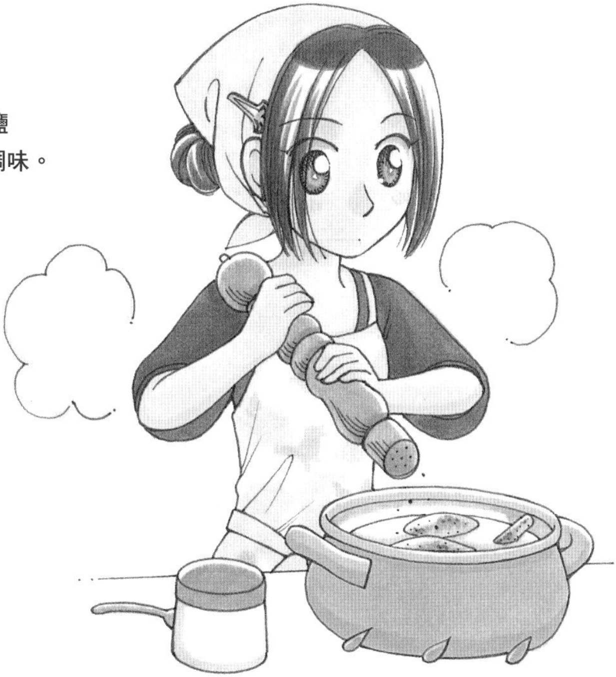

使用蔬菜的湯

● 材料 ●
（600cc 份）

＊冷藏庫內剩下的蔬菜（高麗菜芯、綠花椰菜莖、香菇梗等）	適宜
＊礦泉水	1200cc
＊天然鹽、胡椒	適宜
＊涼麵沾醬（非濃縮的）	適宜

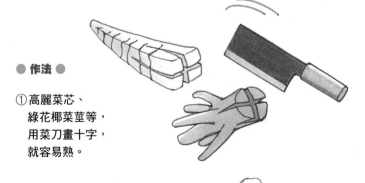

● 作法 ●

①高麗菜芯、
綠花椰菜莖等，
用菜刀畫十字，
就容易熟。

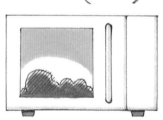

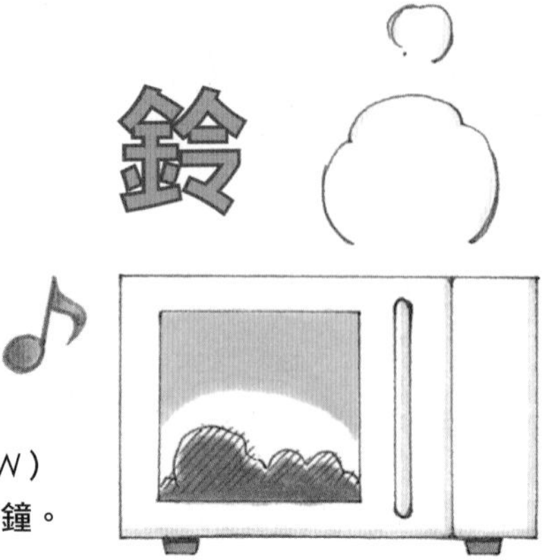

②較硬的蔬菜，
先在微波爐
（500～600W）
加熱 2～3 分鐘。

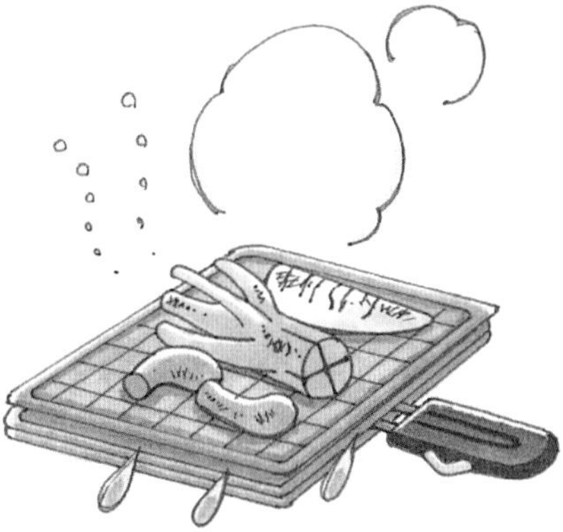

③將蔬菜放在烤網上烤出焦痕。
（烤的基準以能發出美味的香氣來斟酌。
不用烤到熟透）

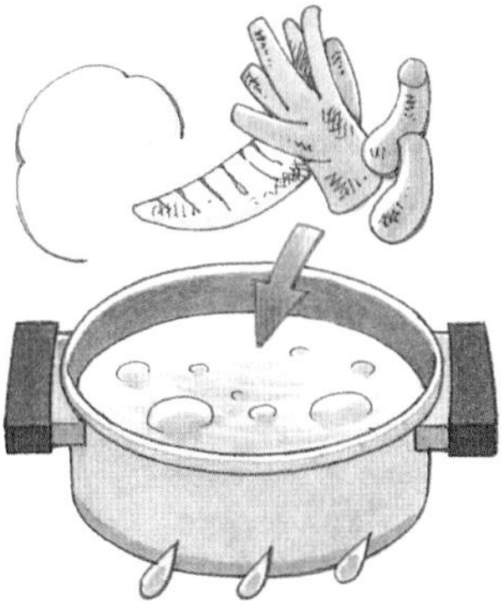

④在鍋裡放入礦泉水加熱，
煮沸後放入③的蔬菜。

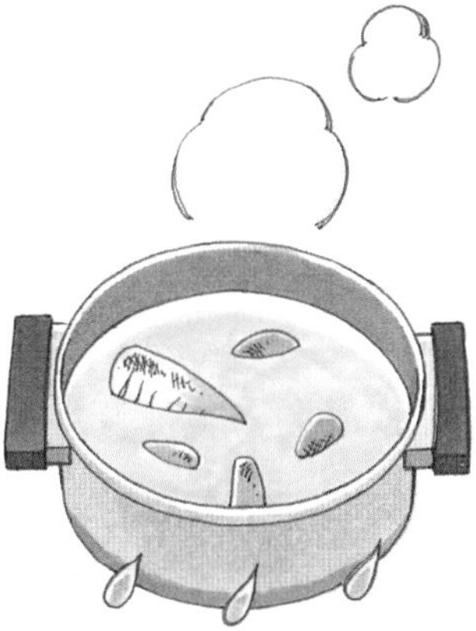

⑤燉煮，粹取蔬菜精華做成高湯，
湯頭別具風味，香味四溢。

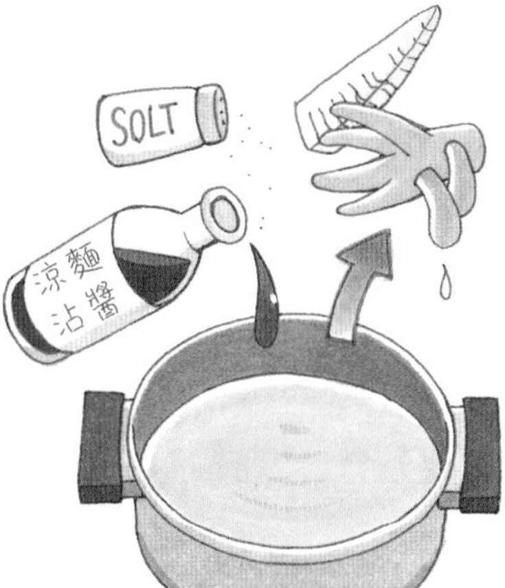

⑥取出蔬菜，
以天然鹽、胡椒和涼麵沾
醬調味。

★冷藏庫剩下的蔬菜，即使變乾也 OK。

★煮好湯之後的蔬菜，吃起來令人驚奇的甜美。此時，
可以切細放入湯裡。另外，代替水，使用這種湯來
煮飯，也是非常美味。

★礦泉水使用「曝曬太陽的礦泉水」也 OK ！（參照 P52）

加豬肉的湯

● 材料 ●
（2人份）

＊基本的蔬菜湯（P108）	600cc
＊咖哩用豬肉	300g
＊大蒜（切末的）	1大匙
＊橄欖油	適宜
＊天然鹽、胡椒	適宜

● 作法 ●

①將撒一點鹽的豬肉放在烤網上，烤出焦痕。如果使用烤箱就以250℃烤到出現較深的金黃色之程度。

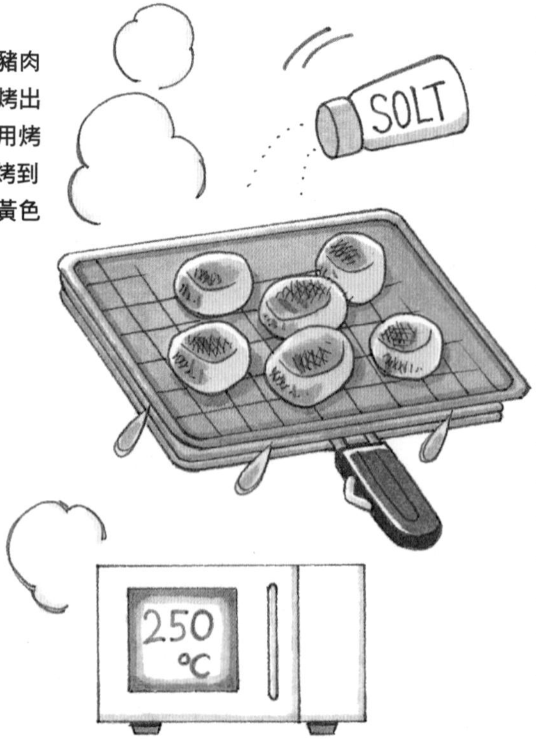

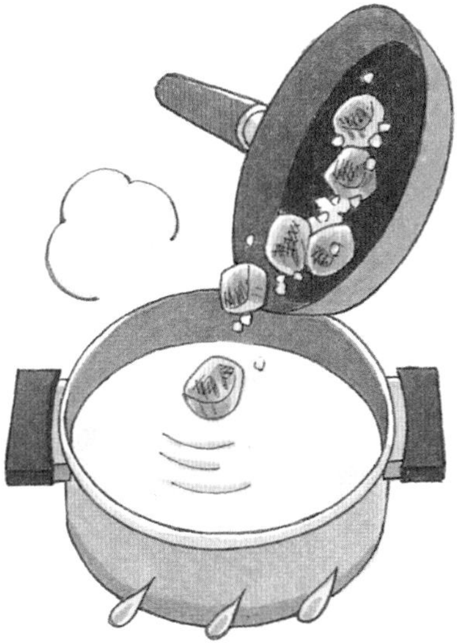

②在平底鍋加少量的橄欖油，炒大蒜，發出香味時放入①的豬肉一起炒。

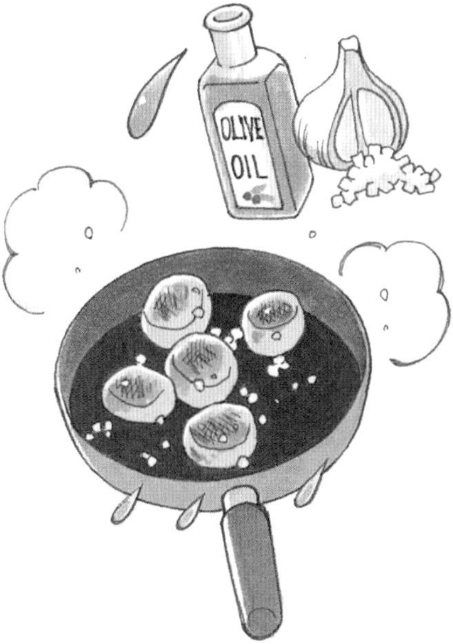

③趁基本的蔬菜湯還熱熱的時候，放入②，以天然鹽、胡椒調味。

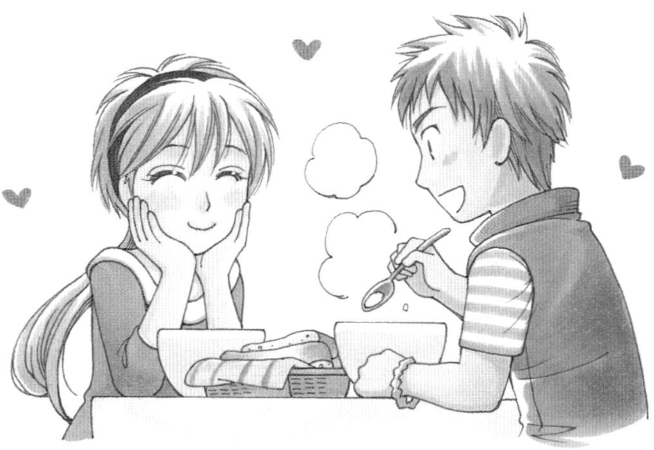

★這種豬肉也適合用在蕃茄底的基本湯裡，加進湯裡將變成☆男孩喜愛的佳餚☆。

最甜的玉米

玉米不要剝掉皮，
直接放入微波爐加熱！
利用這方法可以品嘗到過去從沒吃過，又甜又美味的玉米。

作法

①將帶皮的玉米放入微波爐（500W ～ 600W）加熱約 5 ～ 6 分鐘。

②取出，剝掉皮，再用水洗冷卻。

★燜熟的狀態下，每一顆玉米都很漂亮。
顆粒飽滿，非常甜美！

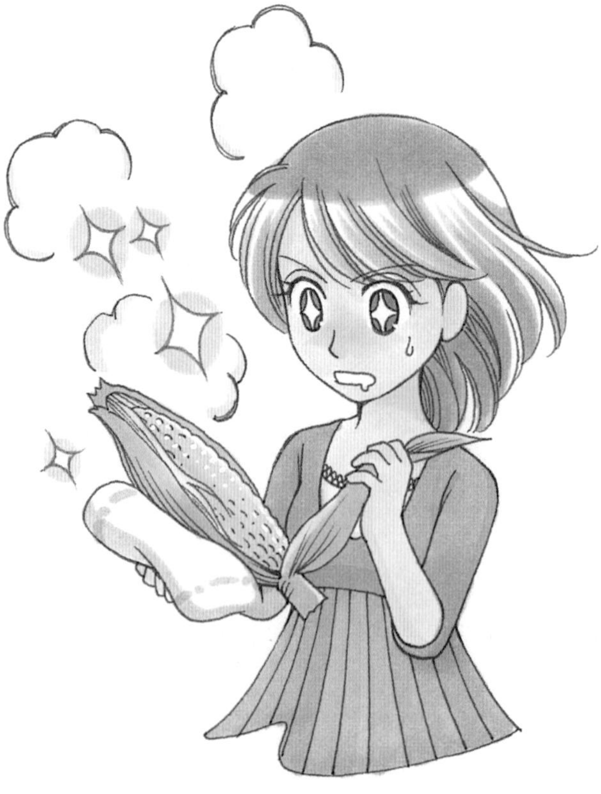

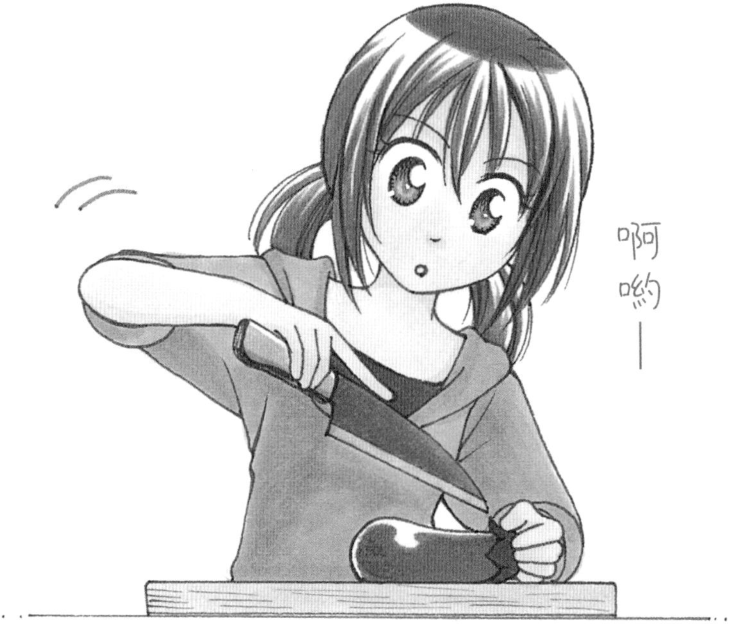

別讓茄子或南瓜的營養流失

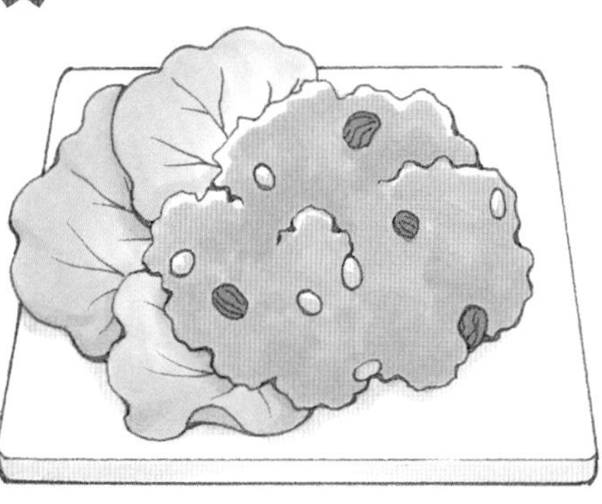

茄子或南瓜等蔬菜，大都有皮。
如果去皮之後氽燙或炒，
將使營養和水分一起流失。
為了鎖住營養不致流失，
就以帶皮的狀態，
畫幾道刀痕後，直接放入微波爐
以 500W ～ 600W 加熱約 5 分鐘。
南瓜也使用微波爐加熱，
作成沙拉使用！

★蔬菜建議購買貼有有機標籤的產品。

伊賀燒「陶珍鍋」的功效！

我所愛用的陶鍋

以下介紹我最近很愛用，能夠煮出超美味米飯的「陶鍋」。

這次介紹的食譜，就是使用這種陶鍋來煮的。

使用伊賀的土製作的陶鍋，構造是雙重蓋、雙重鍋。含水的容器和裡面食材的溫度同時上升，配合從陶器發出的遠紅外線效果，將熱傳導到食材的芯。可以把米煮得蓬鬆飽滿，非常美味。

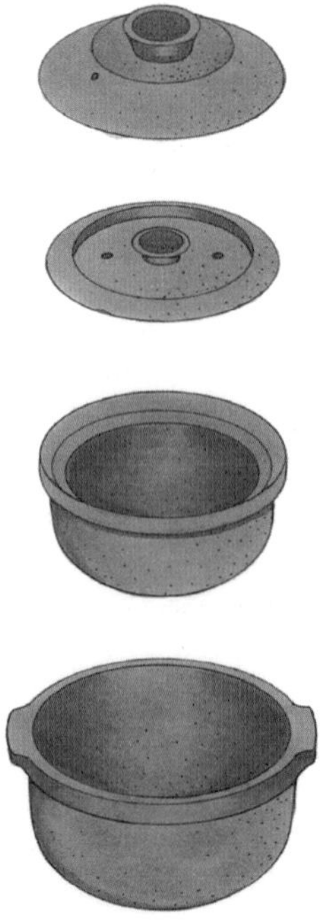

★這是寺門琢己獨創的煮法。

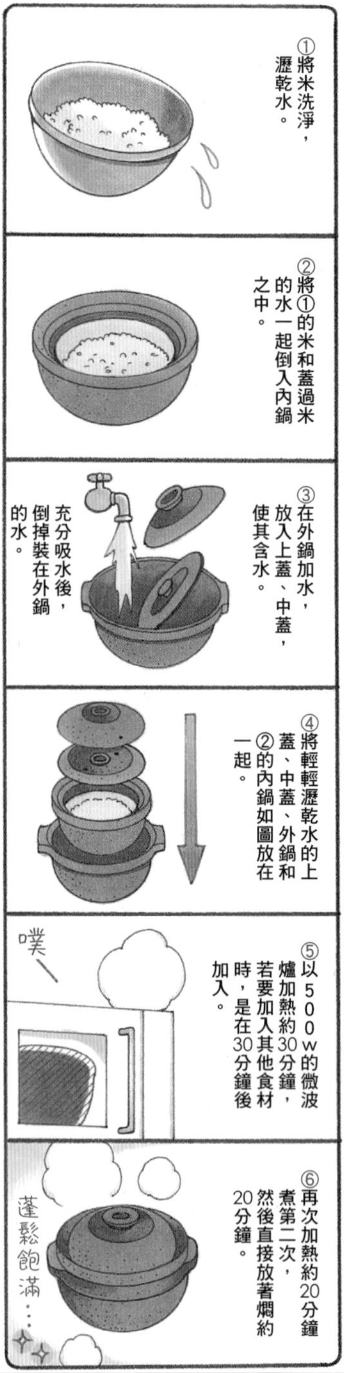
①將米洗淨，瀝乾水。
②將①的米和蓋過米的水一起倒入內鍋之中。
③在外鍋加水，放入上蓋、中蓋，使其含水。
充分吸水後，倒掉裝在外鍋的水。
④將輕輕瀝乾水的上蓋、中蓋、外鍋和②的內鍋如圖放在一起。
⑤以500w的微波爐加熱約30分鐘，若要加入其他食材時，是在30分鐘後加入。
噗～
⑥再次加熱約20分鐘煮第二次，然後直接放著燜約20分鐘。
蓬鬆飽滿…

第 5 章

早晨的骨盤習慣
和夜晚的骨盤習慣

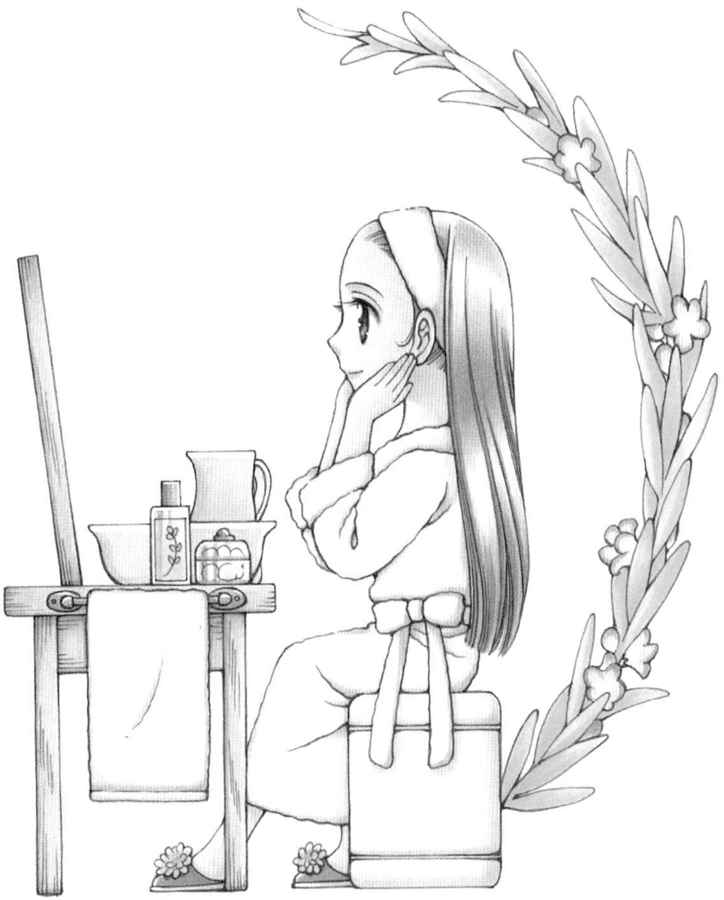

做任何事都以先熱身為要

引擎發動後再進食

在所有的事情上，我認為先做好熱身的準備再進行最為理想。無論讀書、運動、工作或是進餐都一樣！

為了變瘦，買了很多減肥藥或減肥腰帶，但也不是一用就馬上見效。雖有如巧克力減肥般，吃巧克力使血糖值在短時間上升的減肥法，但是，巧克力吃太多恐怕會有引起糖尿病的危險。而且，巧克力有習慣依存性，如果一開始就狂飆猛吃，不只是無法減肥變瘦，更有可能會抱著整袋巧克力一直吃。

與其有這樣的顧慮，不如了解自己的骨盤類型和身體的週期，透過沐浴提高基礎代謝、血液循環、心跳數、脈搏數等，引擎發動後再開始進餐。如此一來，就可以邊燃燒脂肪邊進食，使進食本身變成運動，就會出現減肥效果。

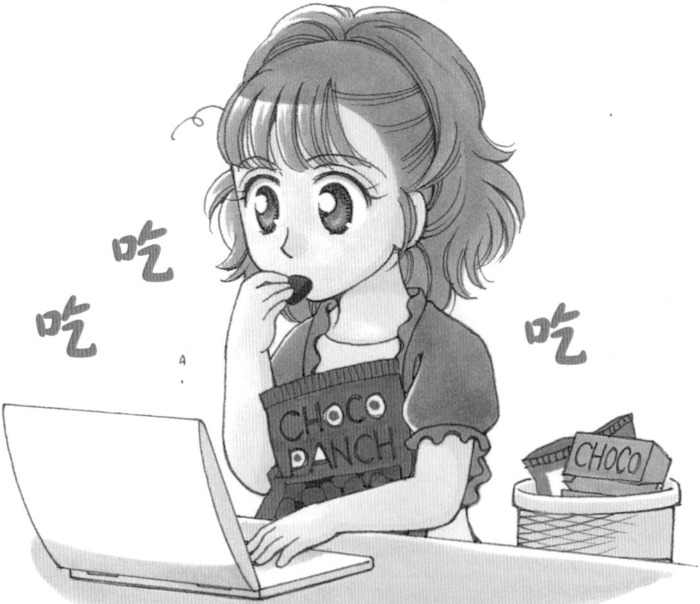

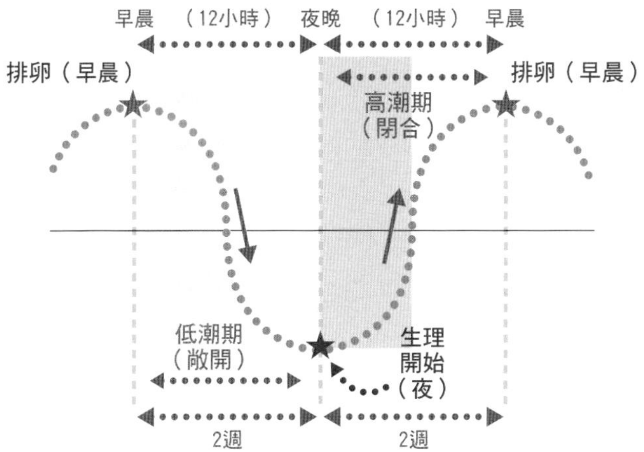
早晨
（12小時）
夜晚
（12小時）
早晨
排卵（早晨）
排卵（早晨）
高潮期
（閉合）
低潮期
（敞開）
生理
開始
（夜）
2週
2週

思考身體的日程表 進行塑身減肥

骨盤清爽舒適塑身的效果，在晚餐可以發揮到最高點。

血糖值上升後才開始進食，即可以起跑衝刺燃燒脂肪，感到飽食的速度也會變快。如此一來，就沒辦法再吃必要以上的食物，吃到適量就結束時，體溫會上升出汗。透過汗的氣化熱使皮膚表面的溫度下降，使加熱的身體慢慢冷卻，換上睡衣時，很自然地會引起睡意而容易入眠。

如果不讓身體先試轉就開始進食，在吃了很多食物後又端出甜點時，會認為「吃甜食是另一個胃」而全部吃完。而且，在吃完的30～40分鐘後，血糖值才終於上升。接著在大約1小時之後，突然出現飽食感，以致會處在即使到了就寢時間，卻絲毫沒有睡意的狀態。

骨盤清爽舒適塑身，是以在胃部尚未完全膨脹的狀態下，就感到飽食為重點。重視身體日程表的調整，如何讓大腦認知到「不能再吃！」為絕招。

讓早晨清爽舒適的習慣

按摩臉部調整肌膚

早晨，能夠清爽舒適的起床，有從容的時間做準備，帶著好心情出門。即使不是很清爽起床，也可以在洗臉之後，按摩臉部，精神就會抖擻。

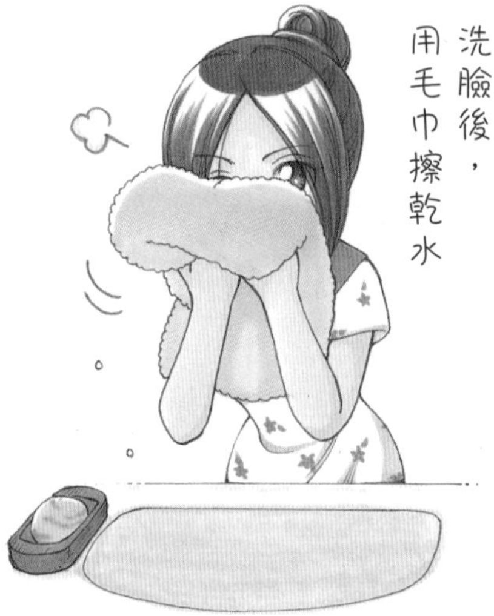
洗臉後，
用毛巾擦乾水

將手掌覆蓋在臉上，朝著容易撫摩的方向上下活動。如此一來，體毛的排列就會整齊，皮膚的表面會變得滋潤。

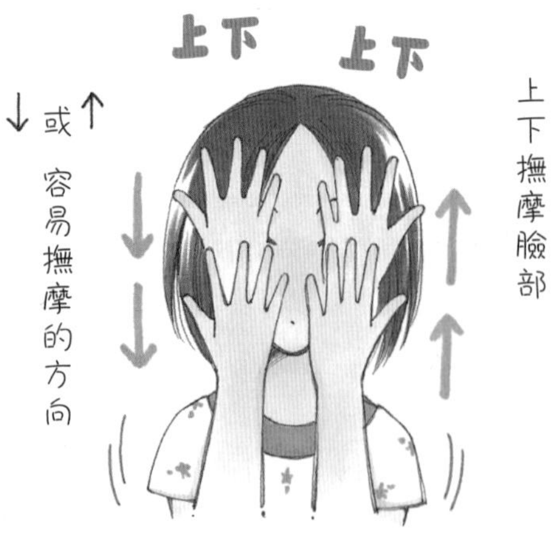
上下撫摩臉部
上下
上下
↓或↑
容易撫摩的方向

有助於悠哉度過夜晚的習慣

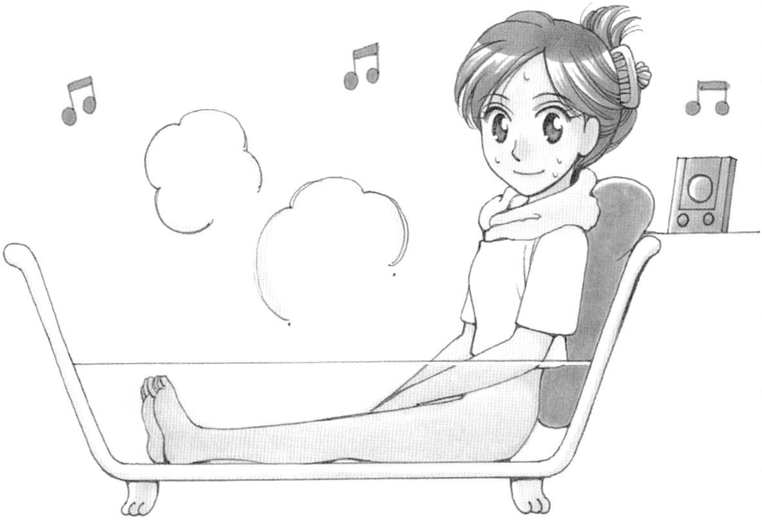

悠哉泡半身澡流汗

悠哉泡半身澡，出汗後，心情會變得很爽快。對生理痛、肩膀僵硬痠痛、偏頭痛、腰痛、全身的倦怠等非常有效。

在浴缸注入45～47℃的熱水，浸泡到大約肚臍的位置。放鬆浸泡5～15分鐘後，上半身就會流汗。注意別讓上半身受涼，在頸部捲上毛巾，穿著T恤來泡。

活用浸泡使身體暖和

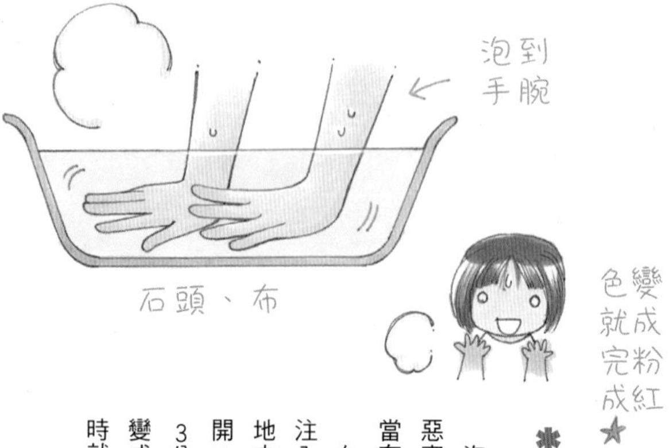
泡到手腕
石頭、布
變成粉紅色就完成★

＊泡手浴＊

泡手浴，在發燒感到惡寒時，或感冒初期相當有效。

在臉盆或洗臉台之中注入熱水，泡到手腕的地方。在熱水裡將手張開、握緊，反覆做2～3分鐘。直到手腕處都變成粉紅色，額頭流汗時就將手取出。

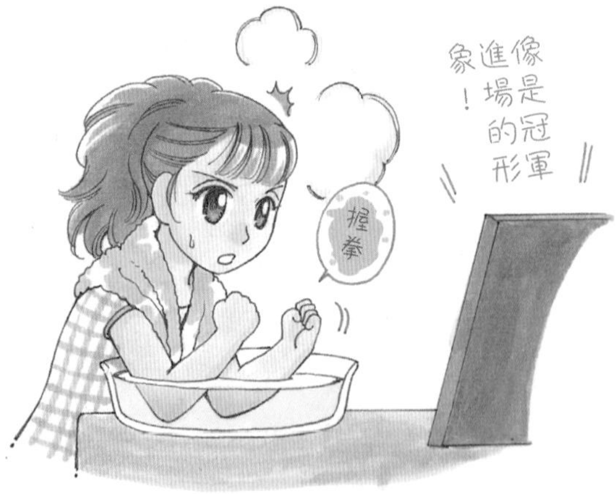
像是冠軍進場的形象！
握拳

＊泡手肘浴＊

泡手肘浴，可以緩和大腦的緊張，幫助放鬆身心。

在臉盆或洗臉台中注入熱水，浸泡手肘的前端。坐在椅子上放鬆浸泡3～5分鐘，頸肌或額頭就會流汗。

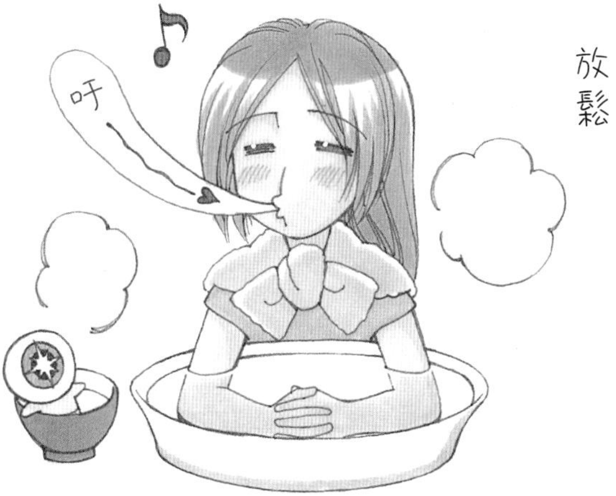

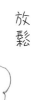

＊泡手臂浴＊

泡手臂浴，對皮膚粗糙、肩膀僵硬痠痛、神經緊張等很有效。

在臉盆或洗臉台之中注入熱水，浸泡到手肘上面約10公分處。以不勉強的姿勢，坐在椅子上放鬆浸泡2～3分鐘，頸肌或額頭就會流汗。

＊泡足浴＊

泡足浴，對腳的浮腫、感冒初期等有效，腎臟的血液循環也會變活潑。

在水桶或臉盆注入熱水，浸泡到腳踝。坐在椅子上放鬆浸泡5分鐘，感覺腳尖熱熱的開始發紅。左右腳都變成大致相同的粉紅色就結束。如果某一腳的發紅程度不足，就再泡那隻腳約3分鐘。

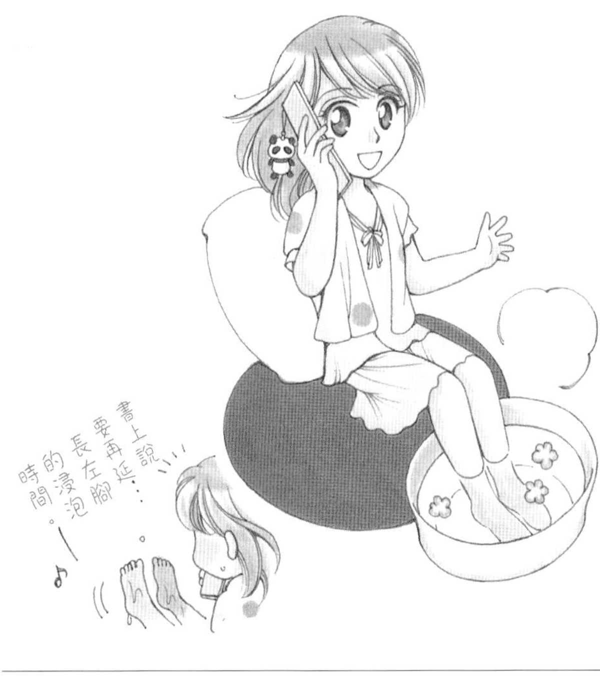

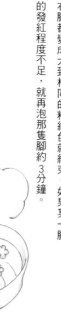

＊泡腿浴＊

泡腿浴，對胃悶或下痢、便秘、嘔吐等消化器官症狀有效。

在浴缸注入熱水（45～47℃），浸泡雙腿到膝蓋以上。浸泡5～15分鐘，臉就會冒汗，腳變成粉紅色。留意別讓上半身和腰部周圍受涼。

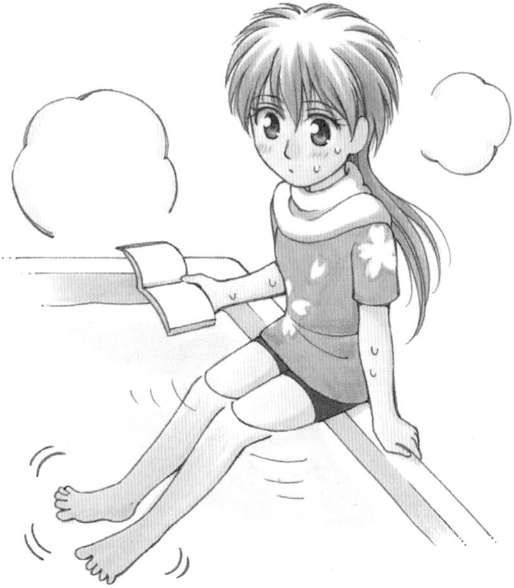

＊泡臀浴＊

泡臀浴可提高腎臟的功能，促進排尿。

在浴缸中注入到臀部的熱水（45～47℃），盤腿坐著浸泡。

留意上半身不要受涼，浸泡5～15分鐘，上半身流汗，臀部變成粉紅色。可以再加熱水，變成泡半身浴也不錯。

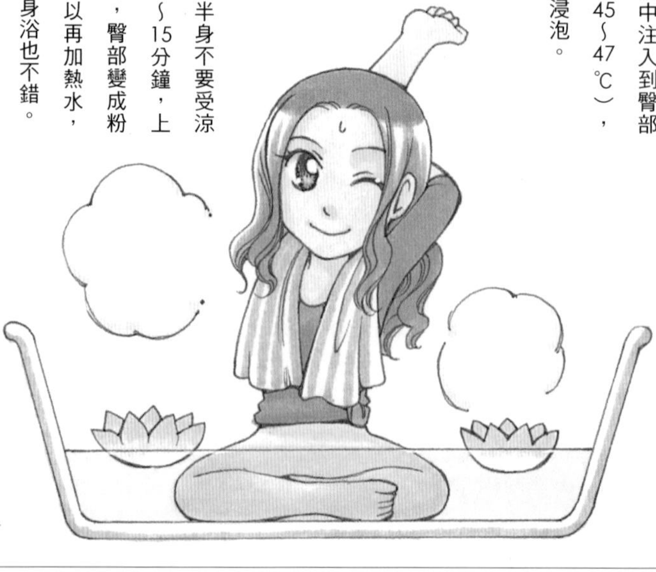

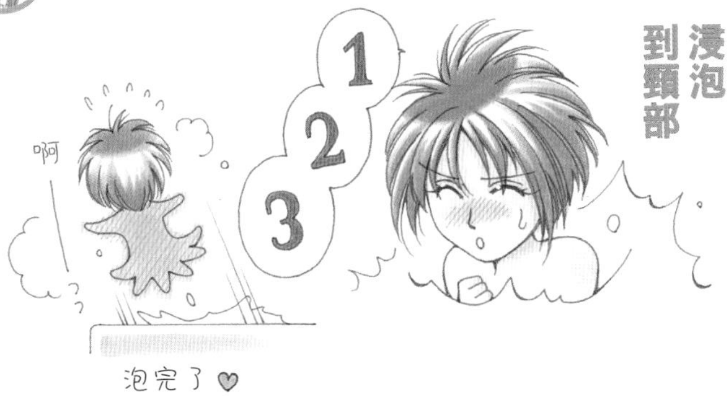
浸泡到頸部
3
2
1
啊
泡完了♥

＊泡涮式浴＊

全身都泡在45~47℃的熱水裡，數「1・2・3」後就跳出來。全身變成粉紅色就OK。

皮膚上產生緊張感，毛細孔就會緊縮，提高抵抗力和免疫力。

如果皮膚沒有變成粉紅色，還留有白白顏色時，就再淋熱水浴。容易留有白白顏色的部分是腰側、臀部下面等，容易長脂肪的部分。

※服用血管擴張劑、降血壓劑等，或是循環系統有問題的人，請不要泡「涮式浴」。

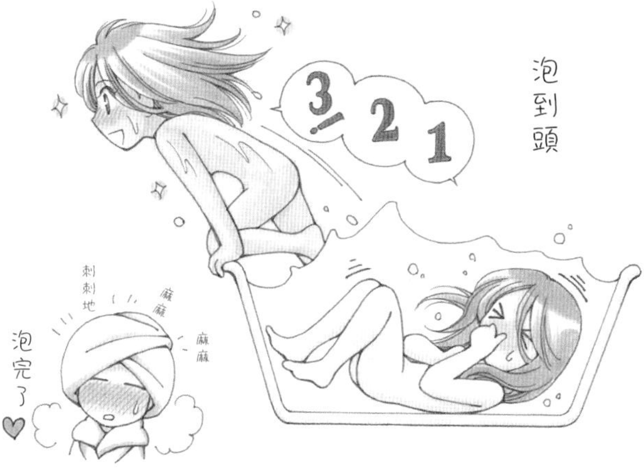
泡到頭
3
2
1
刺刺地
麻麻
麻麻
泡完了♥

＊超級涮式浴＊

以泡涮式浴的要領，連頭皮都泡在熱水裡。捏著鼻子潛入水中，數「1・2・3」後就跳出來。

可以鬆弛因壓力變僵硬的頭，流汗。頭皮會感到麻麻刺刺的，就是血液循環變好的證據。

※服用血管擴張劑、降血壓劑，或循環系統有問題的人，請不要泡「超級涮式浴」。

以香氣為要點的
五菜湯

大蒜＝脾臟、韭菜＝肝臟、長蔥＝肺臟、生薑＝腎臟、冬蔥＝心臟，有助於各個臟器功能的蔬菜湯。建議在想要調整身體均衡，變成有活力的時候使用。

材料

＊五菜（大蒜、韭菜、長蔥、生薑、冬蔥）	佐料程度的量
＊礦泉水	適宜
＊天然鹽、涼麵沾醬（非濃縮的）	適宜

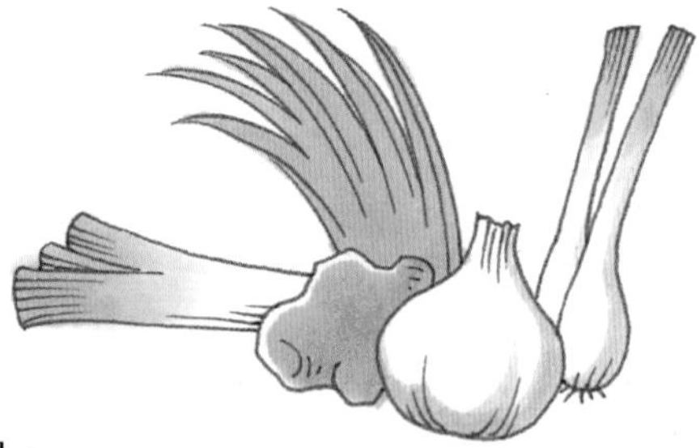

作法

①所有的蔬菜，
依照佐料的份量，
都切成佐料程度的大小。

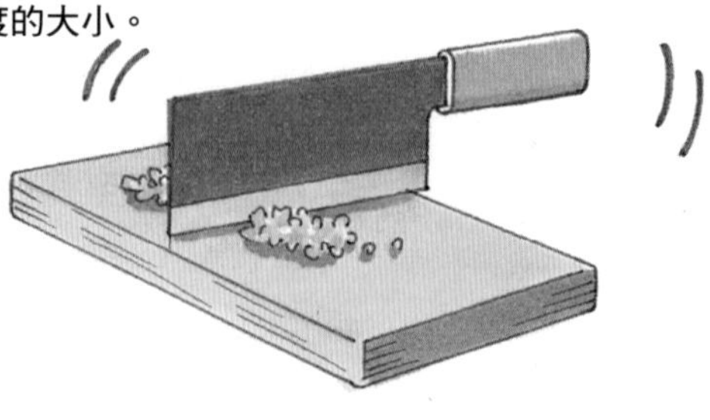

③沸騰後
放入①的蔬菜，
再次煮沸。

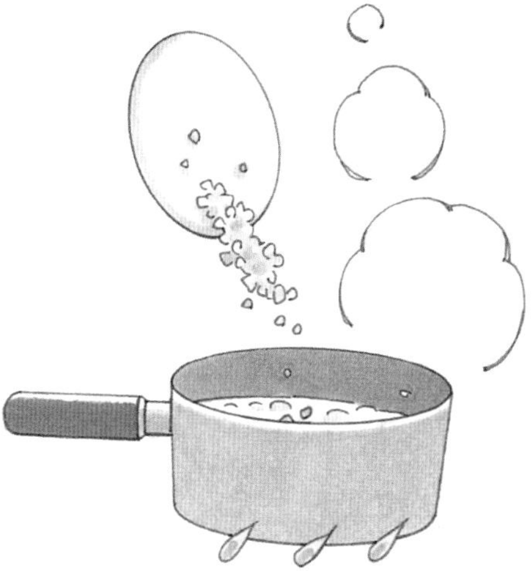

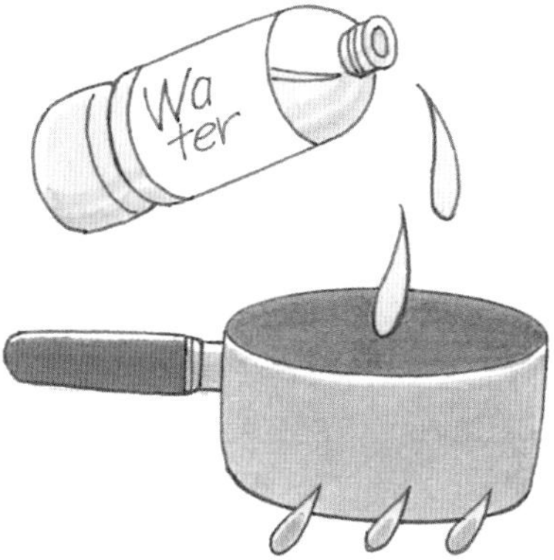

②將礦泉水倒入鍋裡，
開火。

④以天然鹽和涼麵
沾醬調味。

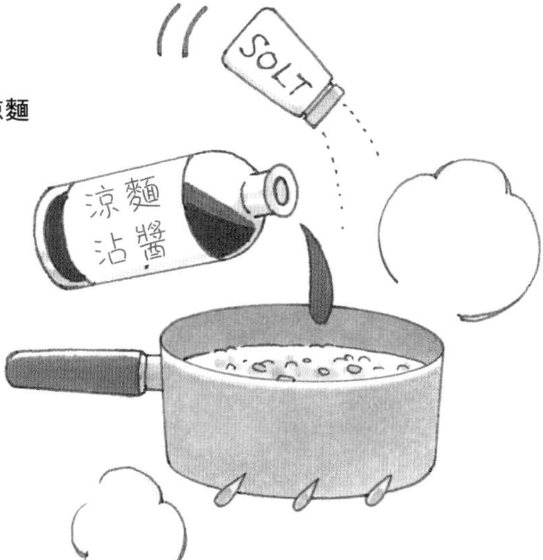

★將第 4 章基本湯③蔬
菜底（P108）煮沸，
放入五菜也很
美味！

★礦泉水使用「曝曬太陽的礦泉水」也 OK ！（參照 P52）

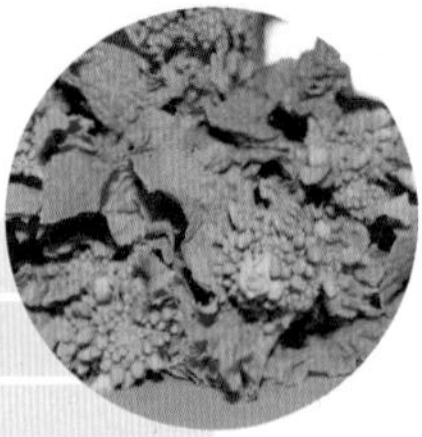
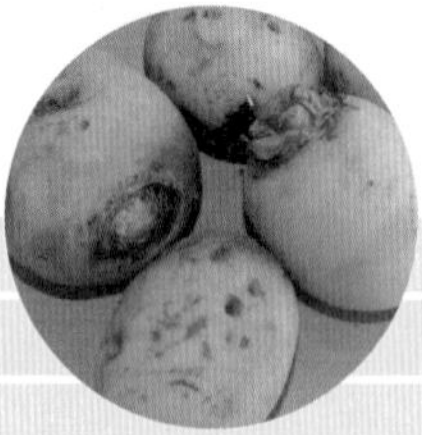
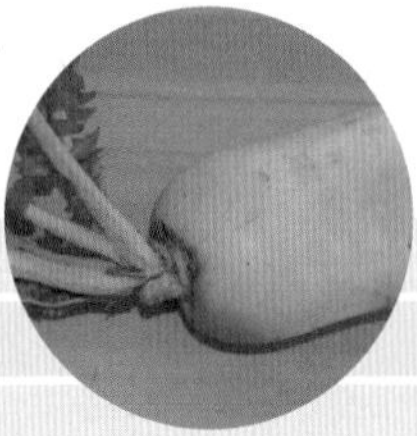

結語

生活於現代的我們，身邊充滿豐富的食材，有很多買回來馬上就可以吃的簡便食品。但是，能夠自己料理三餐是最為理想的。或是替某人洗手做羹湯，兩人一起享用食物，一定能夠擁有快樂的幸福時光。

我個人經常吃蔬菜。並非直接生吃，而是把蔬菜的煮汁作為料理的高湯使用，或者用來煮飯。一旦習慣蔬菜

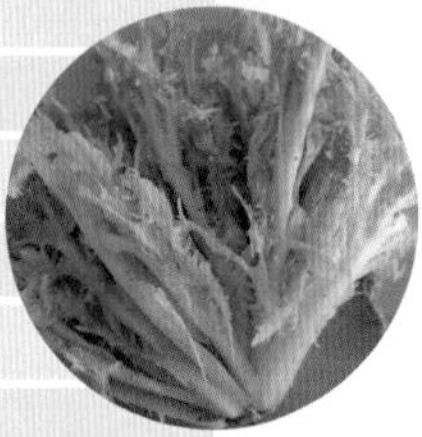
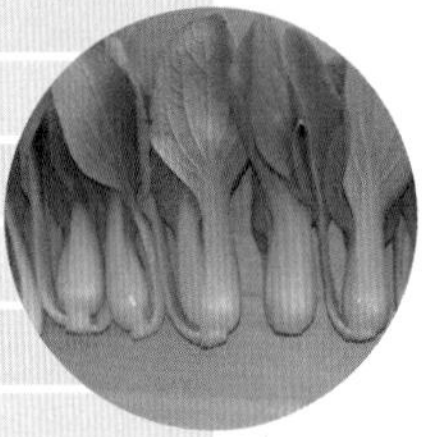
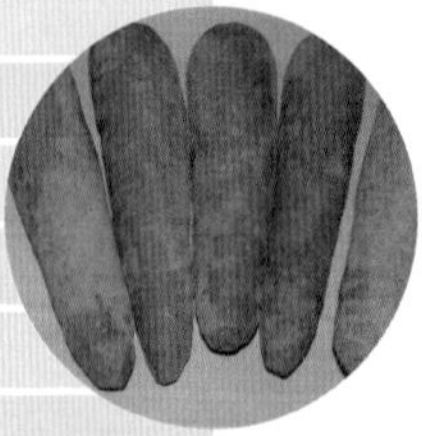
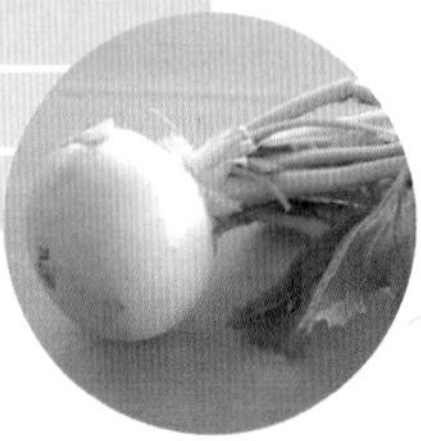
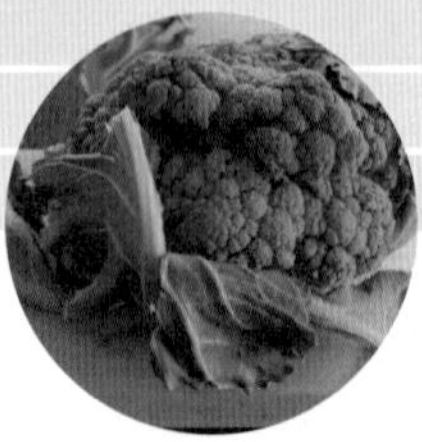
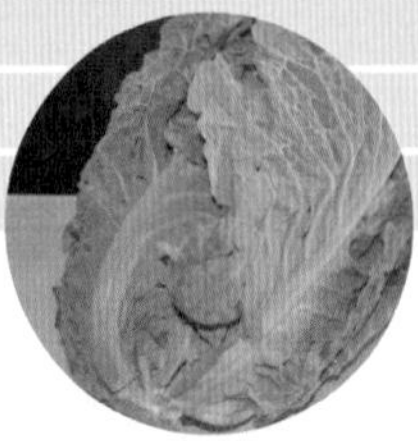

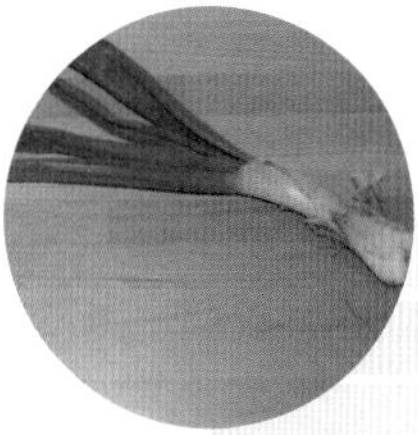
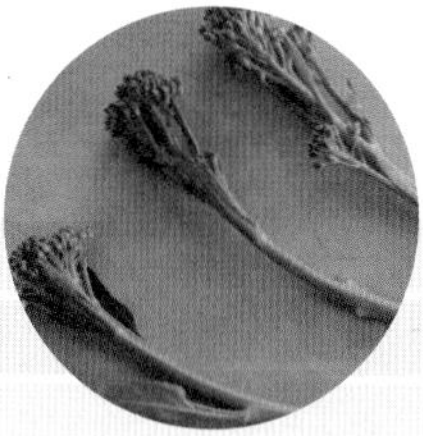
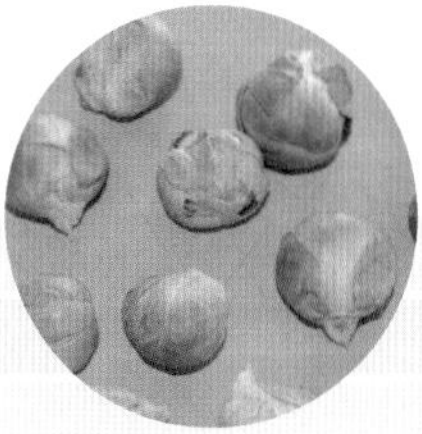

的效力和美味，對其他的食材就會有感到不足的遺憾，蔬菜是具有效力且充滿滋味的食物。在此刊出本書中有使用的蔬菜的圖片。光是看樣子就覺得很可愛，在日常飲食中請多吃。吃了以後會覺得很幸福的卓越蔬菜，不會很辛苦，只要按照自己的步調即可配合身體狀況持續減肥塑身吧！

寺門琢己

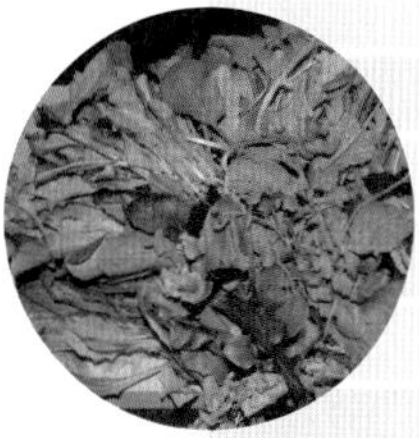
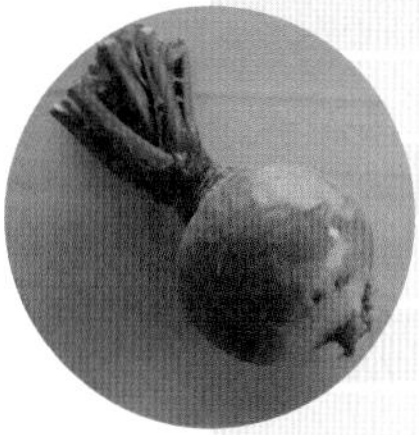
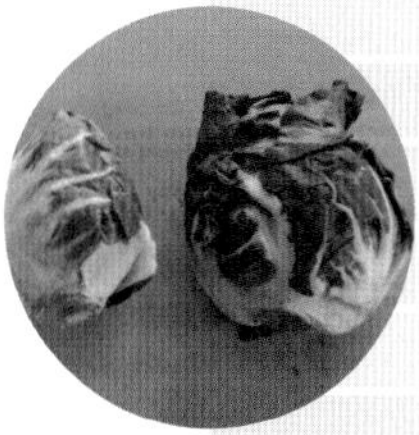
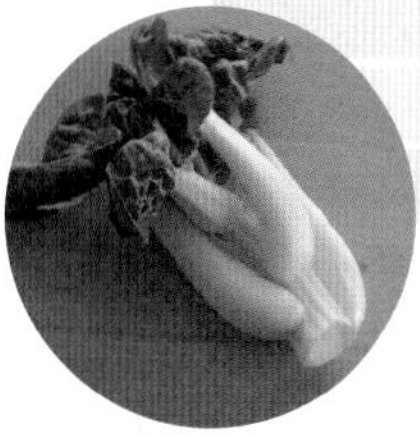
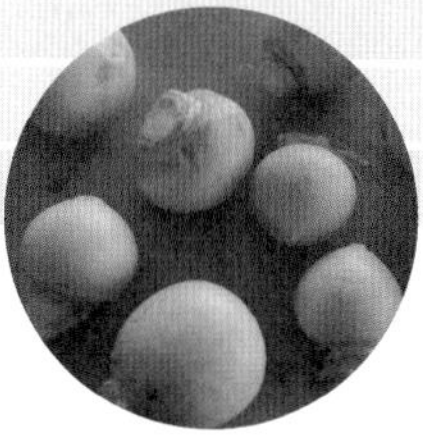

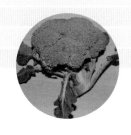

TITLE

骨盤決定怎麼吃最苗條

STAFF

出版　三悅文化圖書事業有限公司
作者　寺門琢己
譯者　楊鴻儒

總編輯　郭湘齡
責任編輯　王瓊苹
文字編輯　林修敏、黃雅琳
美術編輯　李宜靜
排版　也是文創有限公司
製版　明宏彩色照相製版股份有限公司
印刷　皇甫彩藝印刷股份有限公司

代理發行　瑞昇文化事業股份有限公司
地址　台北縣中和市景平路464巷2弄1-4號
電話　(02)2945-3191
傳真　(02)2945-3190
網址　www.rising-books.com.tw
e-Mail　resing@ms34.hinet.net

劃撥帳號　19598343
戶名　瑞昇文化事業股份有限公司

初版日期　2011年07月
定價　250元

國家圖書館出版品預行編目資料

骨盤決定怎麼吃最苗條／
寺門琢己作；楊鴻儒譯.
-- 初版. -- 台北縣中和市：三悅文化圖書，2010.12
128面；14.8×21公分

ISBN 978-986-6180-25-5 (平裝)

1.減重　2.健康飲食　3.健身操

411.94　99023595